これ以上、目をわるくしたくない人の

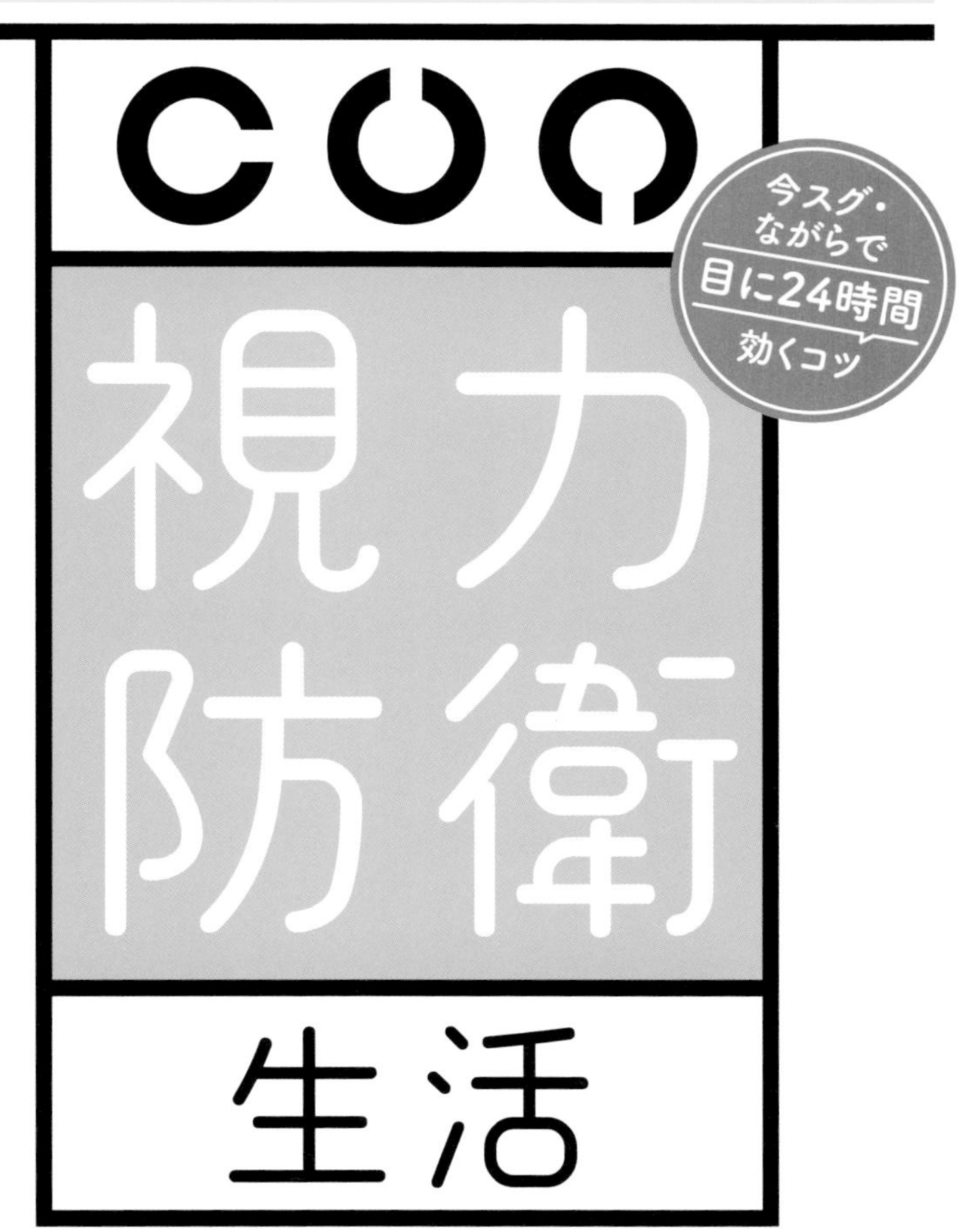

慶應義塾大学医学部眼科学教室 特任准教授
おおたけ眼科院長

綾木雅彦

サンマーク出版

目をとじています。

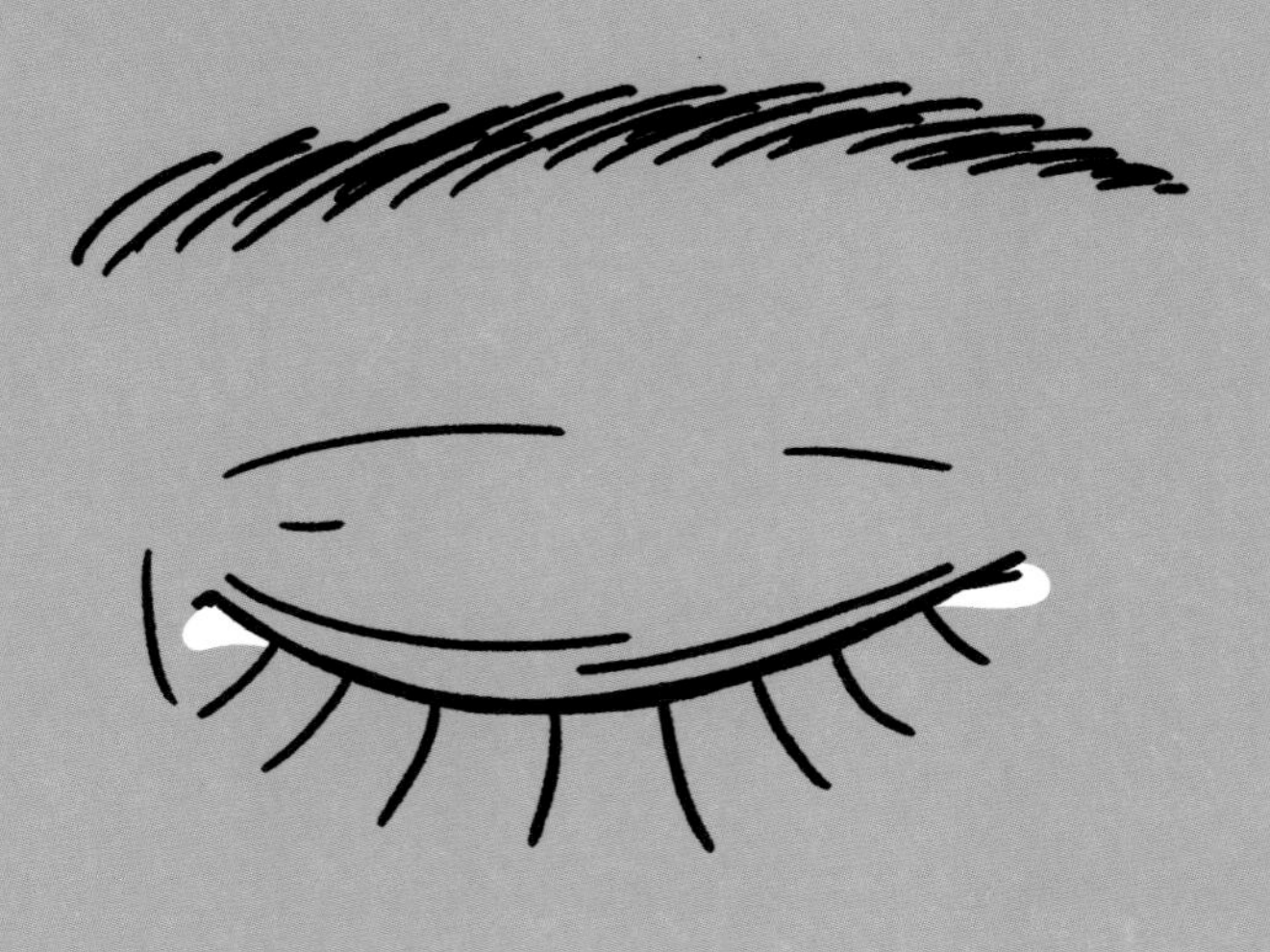

思いますか?

人は1日2万回、

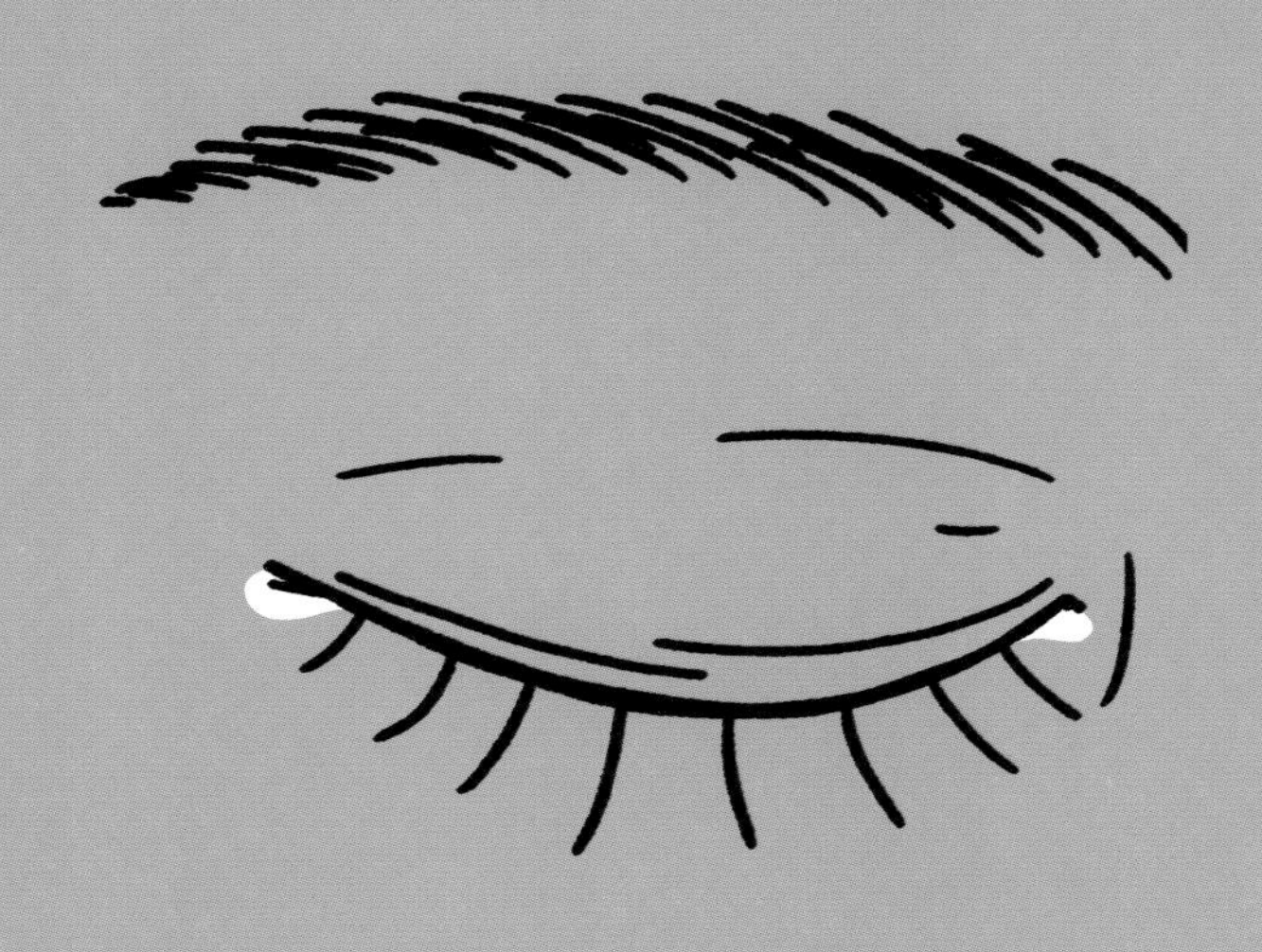

なぜだと

答えは
目はとじることで回復するから。

では、ちょっとしたひと工夫で
ほんの一瞬、もっと、ぐっと
回復できるとしたら？
それが「視力」を変えるとしたら…？

今の生活のなかで
ちょっとした意識で目を守り、回復させる
視力にいいコツ、集めました。

はじめに

奥深き まばたきの世界

目がわるくなりやすい現代社会。**これ以上、目をわるくしたくない**というあなたに、視力を守り、目を回復させる視力防衛術をお伝えします。

いつもの暮らしのなかで、視力防衛と回復がかなう方法です。

「いまさら目はよくなる？」とお思いかもしれませんね。ここで、視力防衛効果を一瞬で体感してみましょう。

上まぶたを完全に下ろしきって、下まぶたとしっかり1秒、くっつけてみてください。そして、**目をあけてみてください**。

1秒
くっつける

手元や遠くが、くっきり見えたのではないでしょうか？

この見え方の変化こそ、本書が提唱する視力防衛術の一つ、**「完全まばたき」**の効果。正しいまばたきにより、目の表面が涙でしっかり整ったため、視界が明るく鮮明になり、「見える力」が高まったわけです。

どんなに高性能の望遠鏡でも、レンズに傷や曇りがあると、視界は暗く、見えにくいですよね。それと同じ理屈です。

「まばたきしているけれど、私は目がわるい」

じつは、まばたきをきちんとできている人は少数。「8割しかまぶたがとじていない人」「まばたきが速すぎる人」をよく見かけます。

上まぶたと下まぶたが、バチリとくっついて初めて、視力向上・防衛効果が期待できる「完全まばたき」となるのです。

完全まばたきのコツは、のちほどお伝えしますね。

40年間、国内外の論文を精読し、日本語と英語で合わせて300の論文を執筆、20万人の患者さんたちの目と向き合った結果、そんな単純明快な原理に気づくことができました。

まばたきくらい簡単にできる視力防衛術を本書ではお伝えします。

1日2万回、回復できる！
人体にそくした視力防衛術

私は慶應義塾大学医学部（以下、慶大）・眼科学教室で研究者、教育者、現役眼科医という三刀流で目をよくすることを使命にしています。

週5日クリニックで診療するかたわら、厚生労働省と協同で「デジタル機器が子どもの目と心におよぼす影響」を研究したりもしています。

慶大・眼科学教室は、人類を失明から守るべく、最先端の研究に取り組む有数の組織。私も自分自身で試しながら、本当に効果のある視力防衛術を追究してきました。

真に患者さんのためになることが信念。

「この目には、目薬よりも『完全まばたき』のほうが効く」と判断した場合は、率直にそう伝えることもあります。

実際、すべての年代で目の悩みを訴える人は増えつづけています。

「2050年までに世界人口の半数が近視（遠くが見づらい目）になり、10人に1人が強度近視になる」という予測を、オーストラリアの視覚研究所が発表しています。

また、「裸眼視力が1・0未満」の割合は、東京都内の場合、小学生が76・5％、中学生が94・9％（2019年・慶大調べ）。大部分の生徒が近視でした。

近視が進行すると、**緑内障**や**白内障**、**網膜剥離**など**失明リスクの高い眼病にかかる確率が5倍以上**になります。

また、**老眼**や**加齢黄斑変性**などの問題で、日常的な不便さをすでに抱えている人も多いです。

デジタル画面を長時間見つづけることによる、**ドライアイ**や**眼精疲労**の急増も由々しき事態。ドライアイがあると、目のピント調節能力が落ち、老眼の進行が早まりやすくなります。

しかし、そんな目の不安を抱える人ほど、デジタル画面を見る時間を減らせず、目を労わる余裕もないのが実情ではないでしょうか。

そのたびに、私は「完全まばたきほど、いそがしい現代人に合致した治療法（視力回復法）はない」と確信しています。

涙で目の表面をうるおして整え、見る力を引き出す完全まばたきこそ、

人体の仕組みにそくした基本的な方法。最短で最大の効果があります。

誰もが無意識におこなっている1日2万回近くのまばたきを視力回復の機会にできれば、すばらしいことだと思いませんか。

本書の執筆にあたり、新たに100以上の研究論文を読み、最新科学の成果を反映させました。

近視のほか、ドライアイや眼精疲労、老眼、緑内障まで、目の不調を日々のなかで予防・改善する方法をお伝えします。

長くよく視る力「実用視力」をよくする本

視力には、じつは2種類あります。**「瞬間視力」**（※私の造語です）と、**「実**

用視力」です。

あなたが今まで計測してきた「Cマーク」(ランドルト環)の切れ目を、瞬間的に見分ける方法で測るのが「瞬間視力」。いわば**ものを見る能力の最大限の努力値**です。健康診断で測るのはこの瞬間視力。

一方、より専門的な機械で、60秒、継続的な検査で測るのが「実用視力」。瞬間視力よりも計測時間が長いため、**その人が日常生活で感じている見え方**により近い結果が得られます。

多くの人が気にする瞬間視力は、一時的になら簡単に上がります。

目を細めると、遠くが少し見えるようになりませんか?

「球面収差」(視線の中心と周辺での光のばらつき)が減るからで、目を細めて視野が狭まった分、焦点が絞られて対象物が見やすくなる現象です。

でもそれは、その場しのぎの対処法ですし、いつも目を細めながら暮らすのは非現実的。そもそも日常生活、つねに自己ベストな視力で見つづけられるわけではありません。

実用視力こそ、気にすべき「安定して、よりよく見る」ための視力。

そして、**実用視力を守り改善する方法こそ、本書でお伝えする視力防衛術です**。

なかでも完全まばたきは、目に不安がある人こそ実践してほしい視力回復法です。

目薬をさすより簡単で、お手軽。薬や医師に頼らなくても、自力で目の状態を整え、毎日、実用視力を向上させられます。

本書のタイトル「視力防衛生活」には、そんな思いを込めています。

目をとじて「涙液」を循環させよう
――目がうるおって整いだす！

完全まばたきで実用視力がよくなる理由は**涙液（涙）**にあります。
涙液は目の表面を、つねに理想的な状態で、均一に覆おうとしています。
それが達成できているか否かが、実用視力の良し悪しと目の健康を大きく左右します。

涙には、大事な役割がいくつもあります。
①血管がない目の表面に酸素や栄養を届けたり、②傷を治したり、③殺菌作用をもつ物質で微生物の侵入を防いだりします。
さらに、**④目の表面をうるおしてなめらかにしています**。おかげで**光が**

正しく屈折し、視界が鮮明になる、つまり実用視力を上げられるのです。

上まぶたと下まぶたがしっかりくっつくことで、刺激を受けた涙腺（るいせん）から涙液が出ます。すると、古い涙と新しい涙の交換もおこなわれます。

つまり、**完全まばたきにより涙液が十分に分泌され、新鮮な保護膜がつねに目に張られることで、目にとって理想的な状態をキープでき、実用視力にもいい影響がおよぶのです。**

さあ、このまま読み進めてください。本書に小さな文字は使われていません（小さなものを見ると、まばたきの回数が減ります）。

ときどき、完全まばたきをしながら、リラックスしてどうぞ。

やってみました!

完全まばたき

モニターさん 視力回復・体験結果

実験内容

実験初日に矯正視力を測定(1回目)。10日間「完全まばたき」を意識して過ごしてもらい、ふたたび視力測定をおこないました(2回目)。

※医療機関で医学博士である筆者が実験を実施、国家資格者(視能訓練士)が専用の機器で検査を担当しました。

\ 測定のようす /

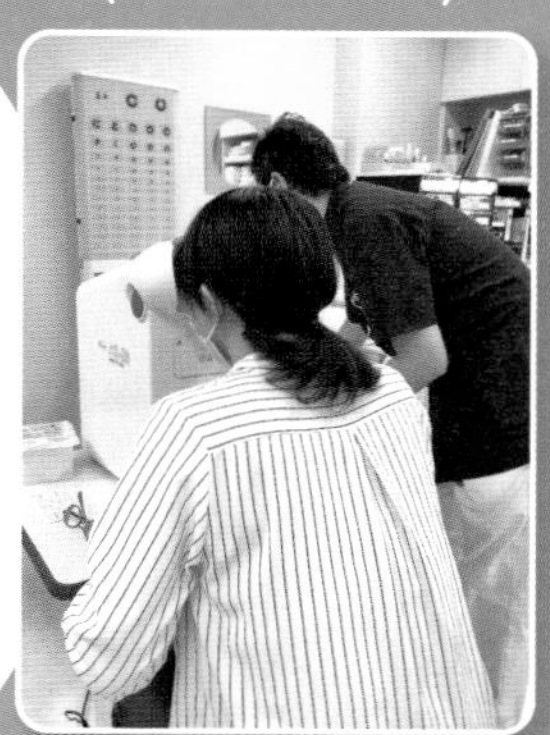

10日間、意識したのはまばたきだけ。

視力に驚きの変化が!
「見え方が変わった!」体験者の声です!

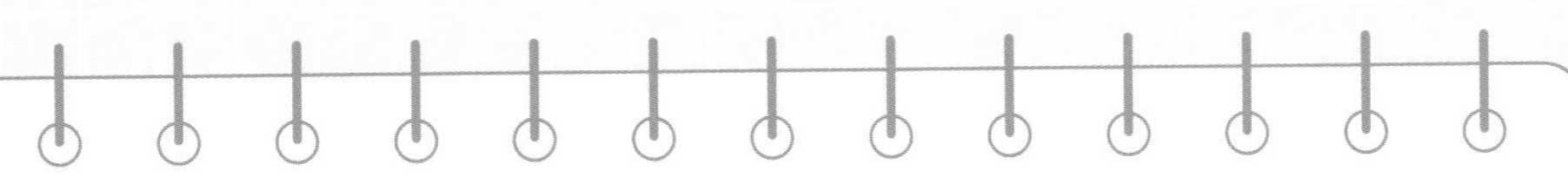

01 大木 瞳さん（仮名）

40代女性／事務
メガネを常用

視力が上がり、見え方も安定！

綾木先生より

平均実用視力は１．３１から１．４８に改善（１回目と２回目の比較）。最低視力も１．０から１．２へと上がっており、非常に好成績です。また２回目の計測時、**グラフの凹凸が少ない点は、見え方が安定した証拠**。10日間の視力防衛生活で、かすまず、はっきりした見え方が続くようになったと言えます。

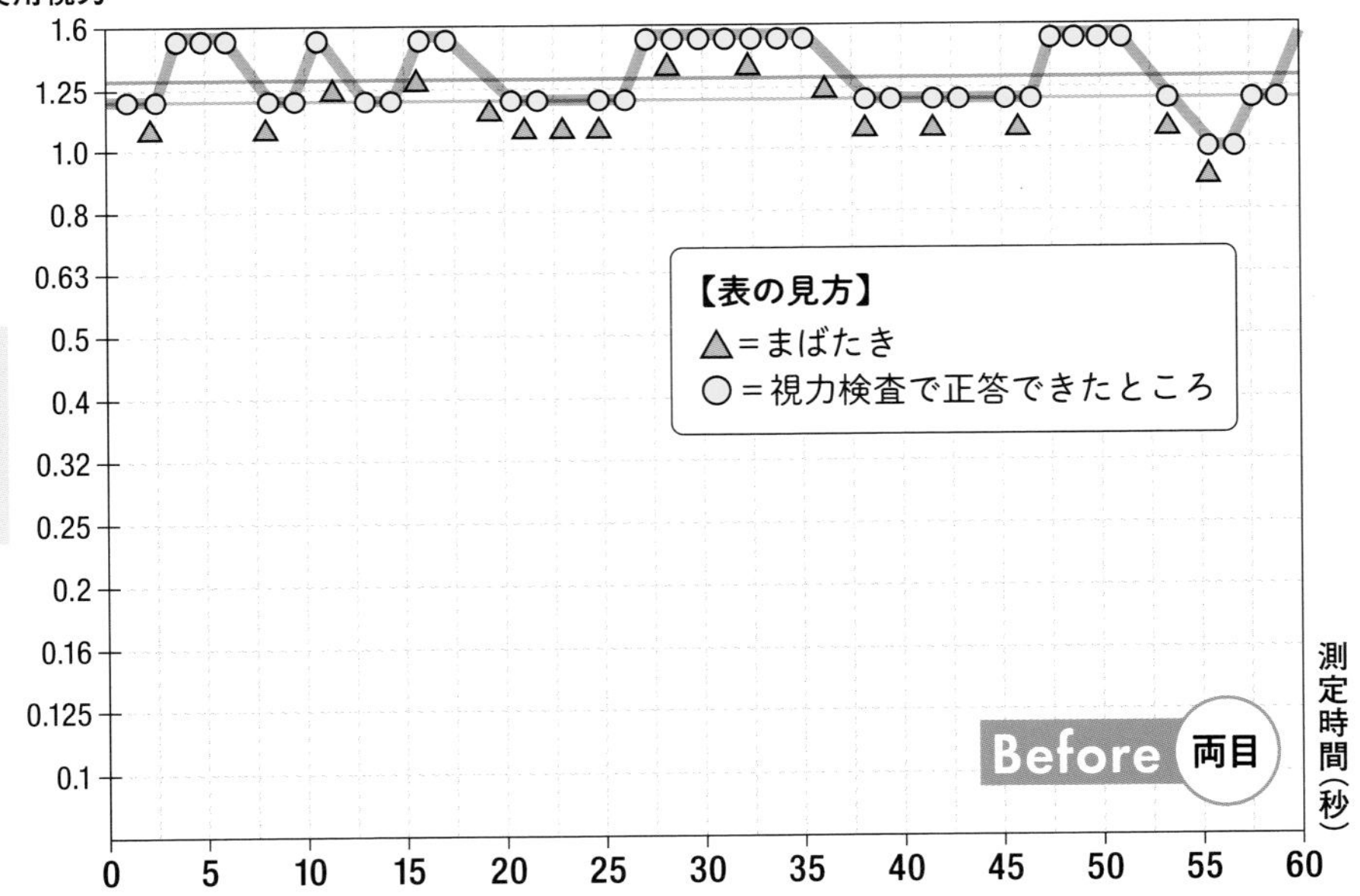

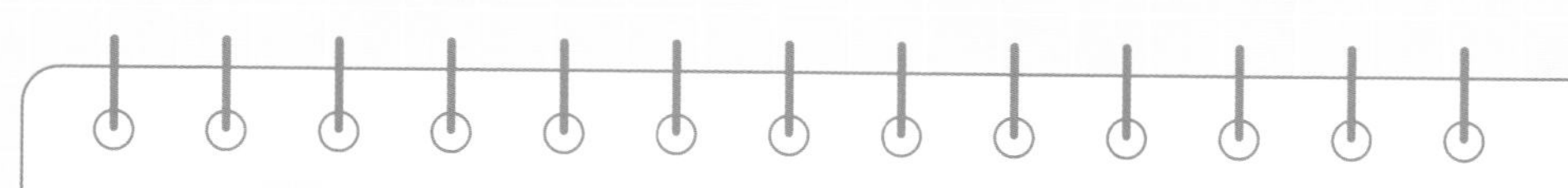

本人の感想　VOICE

2年前、コンタクトレンズの装用過多で、視界が突然真っ白に。無自覚のまま、ひどいドライアイになり、角膜は傷だらけ。治療後も焦点を合わせることが難しく、パソコン画面の表示も数倍に拡大して、なんとか作業をしていました。そんな私でも、完全まばたきで視力が回復。**目が常にうるおった感覚があります！**　感激です！

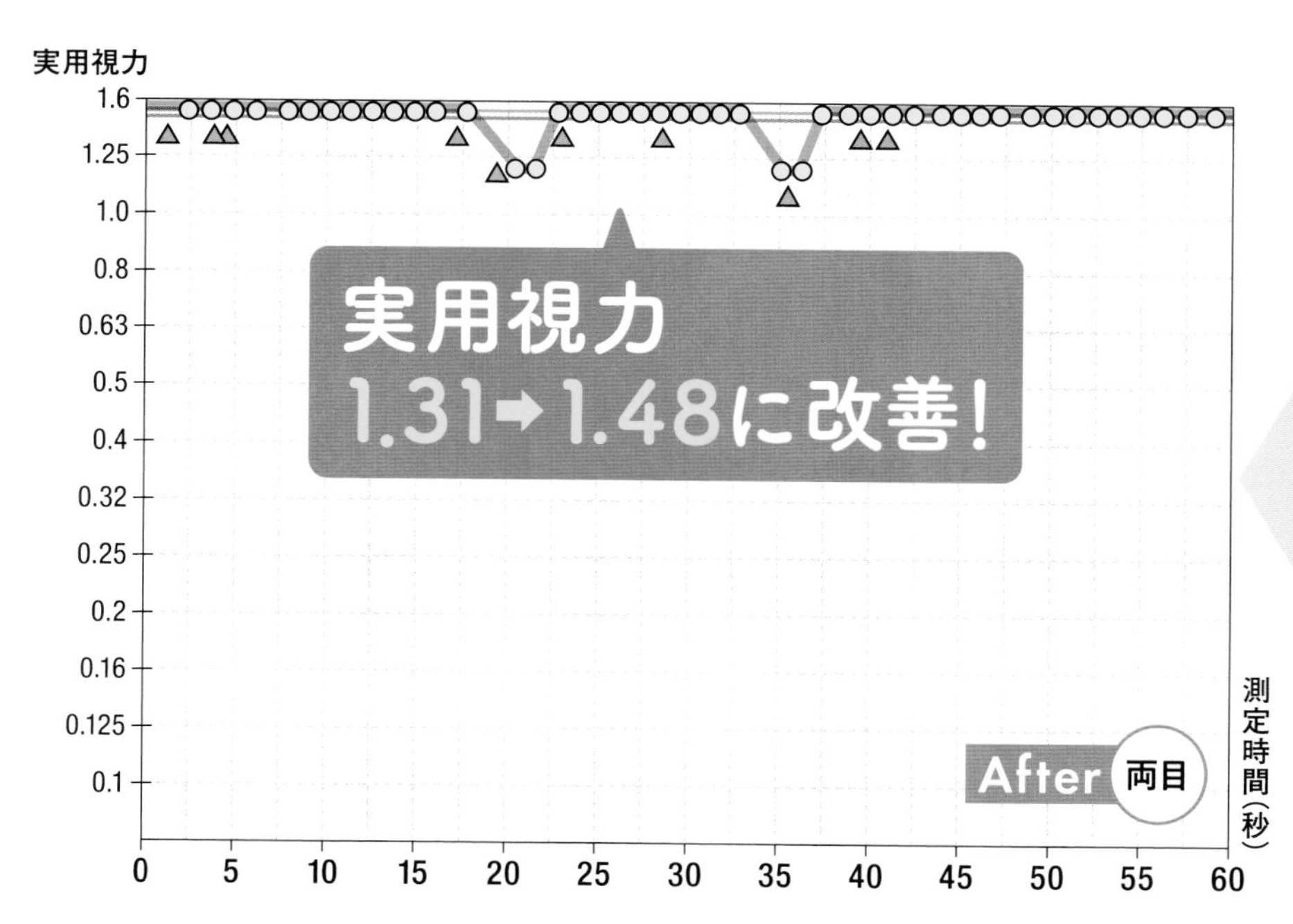

10日後

まとめ
グラフのデコボコが減少！見え方が安定！

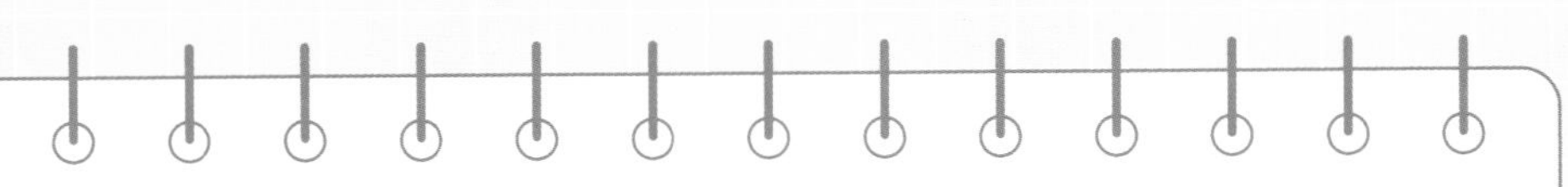

02 結城未来さん

女性／健康ジャーナリスト
メガネかコンタクトレンズを常用

実用視力UP！ ピントも合いやすく

綾木先生より

１回目と２回目で、グラフの位置が全体的に上がっています。**実用視力が全体的に底上げされ（1.04→1.36）、最低視力も改善、最高視力（右目）も1.2から1.5へと向上**していました。

写真選びのしんどさや、文字の打ち間違いが解消したというご本人の声は、**目の「ピント調節能力」が上がった**ことを意味します。

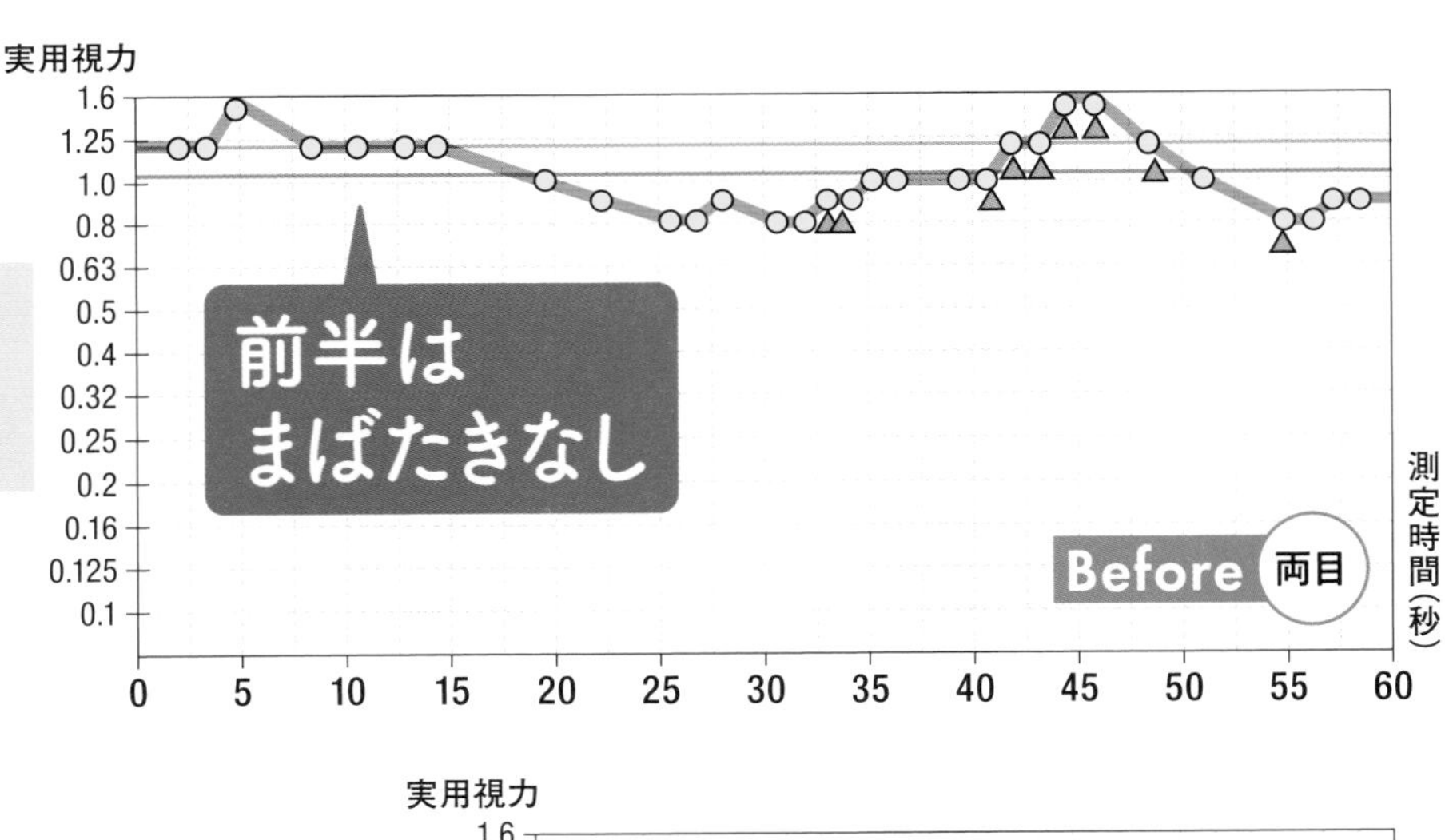

右目もアップ！

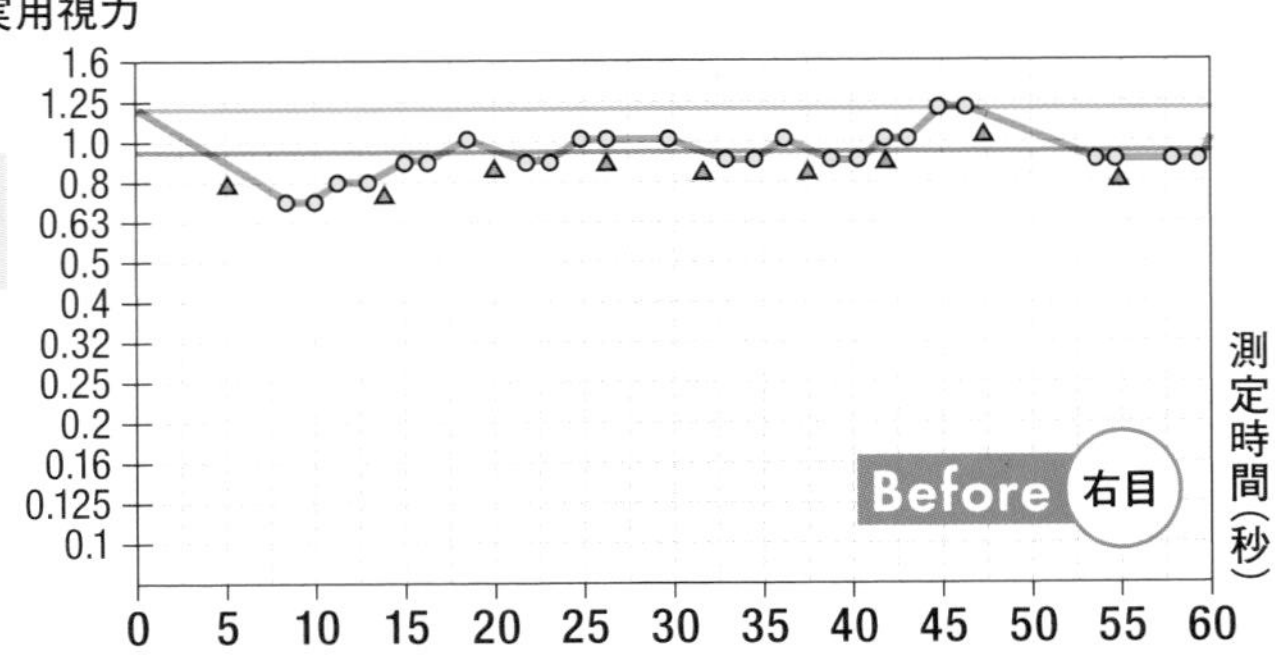

本人の感想　VOICE

ぼんやりとしか見えなかったＣマークが、鮮明に認識できるようになり驚きました。１日のパソコン作業は８時間以上。ひどいドライアイでしたが、10日間の視力防衛生活中、**目のうるおいを実感する瞬間が増加**。夜は、目をあけるだけでもつらかったり、画面上で写真を選ぶ作業がしんどかったり、文字の打ち間違いも多かったのですが、**一気に解消して快適です**！

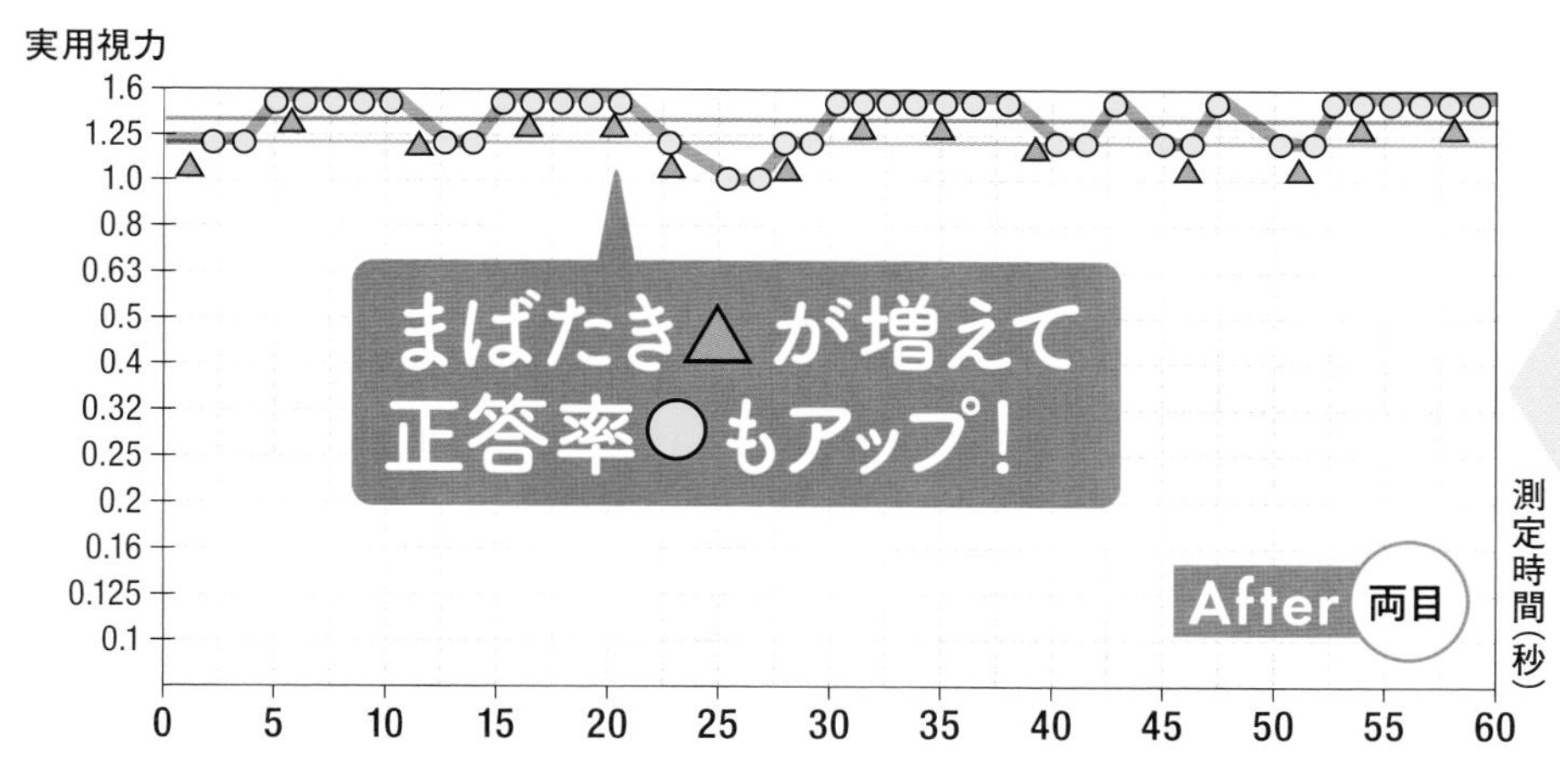

10日後

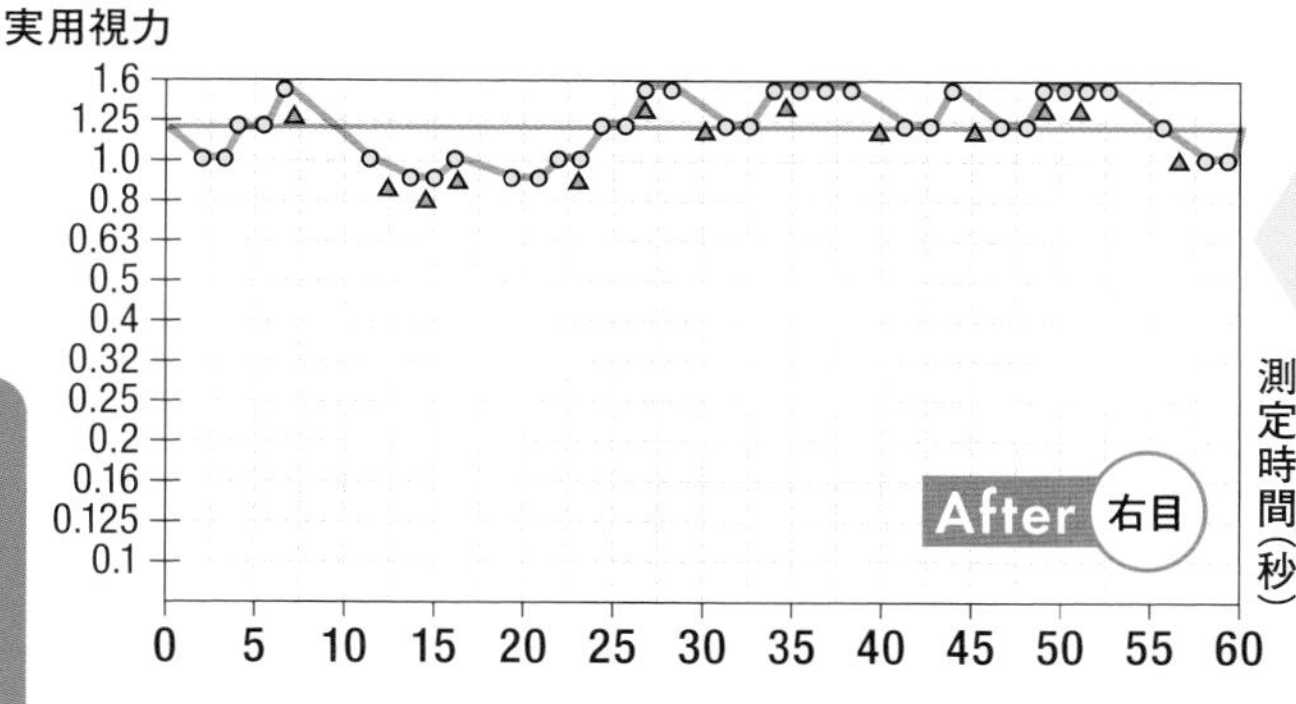

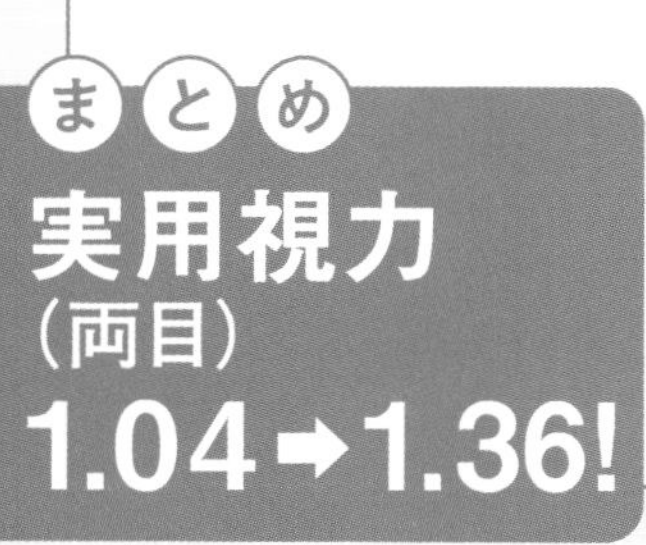

もくじ

3章 これ以上、目をわるくしない！ ながらできる視力防衛習慣⑩

4章 やってはいけない！ じつは目によくないNG6習慣

目守りQ&A

カバーデザイン	小口翔平+奈良岡菜摘(tobufune)
本文デザイン・図版	河南祐介(FANTAGRAPH)
イラスト	ヤマサキミノリ
DTP	天龍社
編集協力	株式会社鷗来堂
	山守麻衣
モデル	潮田あかり(NMT inc.)
ヘアメイク	大原佐智
撮影	榊智朗
スタジオ	スタジオルミス青山
検査協力	荒井美湖
	小林祐二
編集	梅田直希（サンマーク出版）

＊目はとても繊細で大切な器官です。本書内のメソッドをおこなう際、眼球には決して触れないでください。
＊目に痛みや異変を感じた際は中断してください。
＊太陽を決して直視しないでください。
＊本書に掲載する著者計測データは、すべて患者様の承諾を得ており、神奈川県医師会の倫理審査委員会の承認済みです。

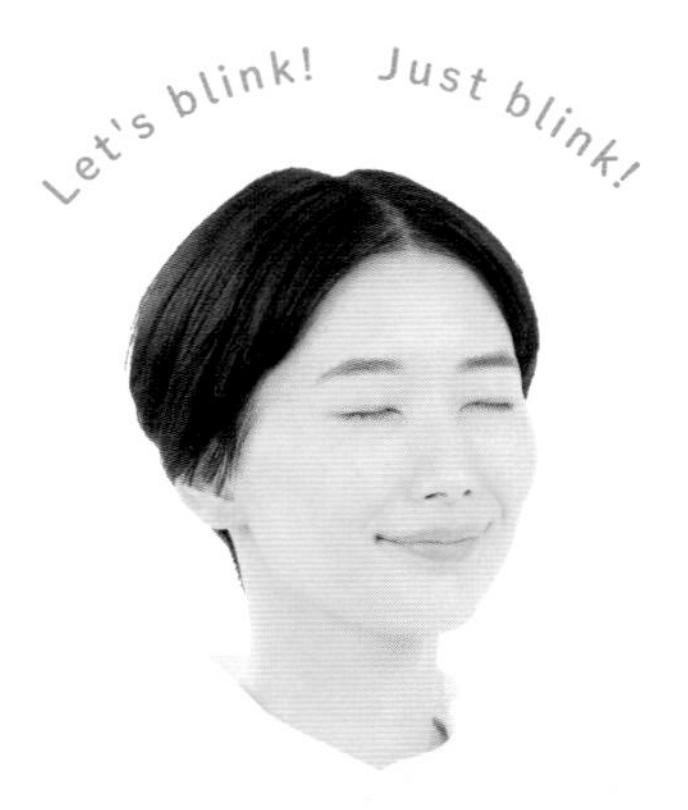
Let's blink!
Just blink!

1章

目は「とじる」ことで回復している

約0・3秒。

そんな短い時間、誰でも必ず、まばたきしてこまめに目をとじています。

なぜなら、**まばたきは目にとって貴重な回復の時間**だから。

まばたきにしかできない効果によって、ほんのわずかな時間で目はとじるたびに回復しているのです。

とくに、現代人の目は酷使されていて、目の回復の重要性は増すばかり。なのに、ちゃんと目をとじられていない〝不完全まばたき〟の人がとても多い――。

目は、使い方によって、見え方が大きく変わる繊細な器官です。そこから、話を始めましょう。

日本人は世界的に見ても近視率が高く、2人に1人が近視とされます。

近視にはさまざまな種類がありますが、日本を含めたアジア地域に多いのは「軸性近視」。

これは、遺伝や習慣によって眼球が長くなり、焦点が合わなくなる種類の近視で、遺伝しやすい性質をもっています。

「両親とも近視でない子に比べ、片親が近視の場合は2倍、両親が近視の場合は5倍、近視になりやすい」

そんな統計もあるほどです。

とはいえ「親が近視だから」とあきらめる必要はありません。遺伝だけでなく、環境や使い方によっても、**よくもわるくも視力とは変動するものです**。

たとえば50〜60代になってから、近視が進行する人もいれば、反対に目がよくなる人も存在します。もっといえば、見え方は日々変わります。

どんな目であっても、視力をキープ、そしてよくしていくために。まずは、近視になる仕組みをお伝えします。

仕組みを知れば、対策も立てられます。

どうして「近視」が進む？

大人も子どもも、近視になる人には共通点があります。それは「近いところの見すぎ」です。

目は、順応性が非常に高い器官。置かれた環境に柔軟に適応しようと、つねに最大限までがんばろうとする特徴があります。

近いところを見つづけると、「近くを見ることに適した目(＝近視の状態)になったほうが楽だ」と目が判断します。

すると、**目の形が前後に長くなります**。これが、前述の眼球が長くなった目、正確には眼球の前後**「眼軸（がんじく）」が長くなった目**です。

眼軸が伸びる時期は、子どもの身長が伸びる成長期と重なります。その時期に近くを見ること（近業）が習慣化すると眼軸が伸び、近視を招きやすくなります。

一度伸びた眼軸は簡単には戻らず、大人になる前にほとんど固定します。だからお子さんには外遊びで遠くを見せてあげたりして、眼軸の伸びを抑えることが大事です。

一方、大人になってからも「近いところの見すぎ」などで近視が徐々に進行することがあります。

ものを見ようとするとき。眼球にあるレンズ「水晶体」の厚さが自動的に調節され、ピント（焦点）が網膜に合ったとき、私たちは「よく見える」と感じます（次ページ・下のイラスト）。

こうして目は「近視」になる

ケース❶ 近くを見すぎて「眼軸」が伸びる

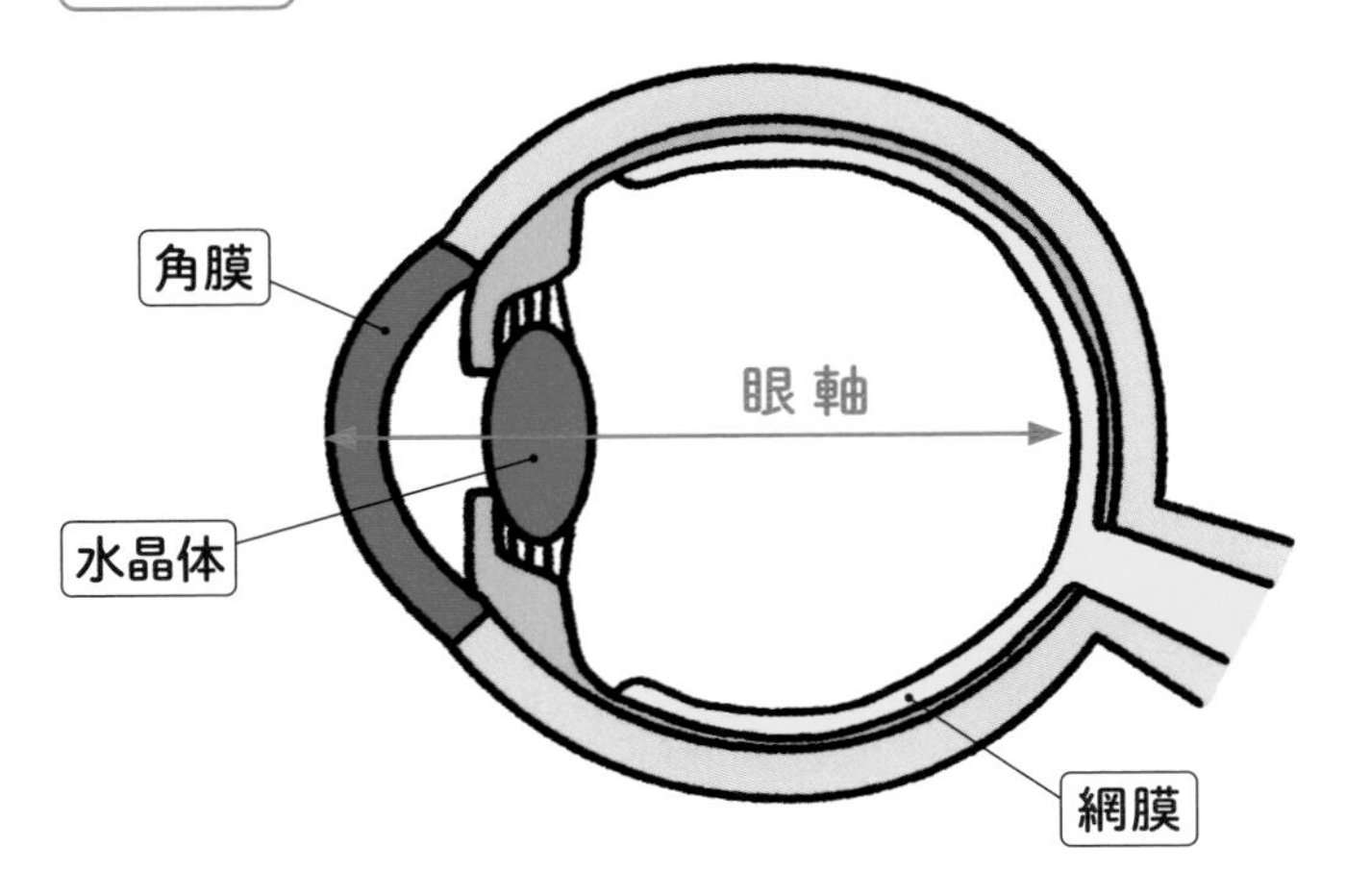

ケース❷ 近くを見すぎて「焦点」が前に

正視 焦点が網膜上

近視 焦点が網膜より前

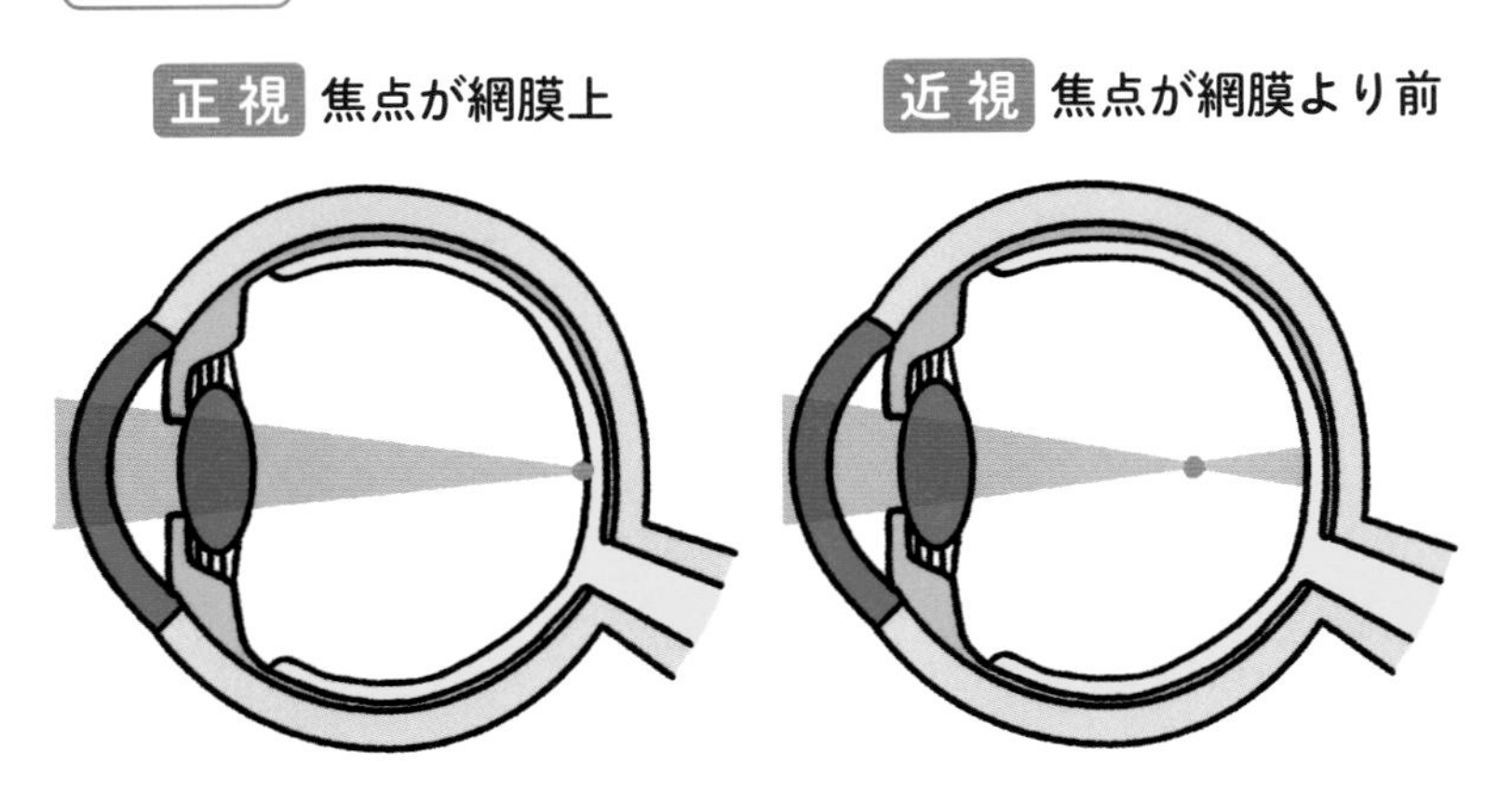

しかし、近くばかり見ていると、網膜ではなく、その手前でピントが合うように。結果、遠くにピントが合いにくい目、つまり遠くが見づらい目になるのです。

また、本来透明な水晶体が、加齢にともない濁ったり屈折率が変わったりすることも、近視の進行と関係します。

「眼軸」が伸びたり「焦点」が前になることで、近距離用の目に変わります。

でも「大人になっても近視が進行する」とは、裏を返すと**「大人になっても視力は変わる」**ということ。

まずは、目の適応力を信じましょう。

目がよかった人ほど「老眼」に悩む理由

「昔から目はよかったのに、近くが突然見づらくなった」

そう訴える患者さんもいます。

近くが見えなくなるおもな理由は「老眼」です。

老眼は目のピント調節能力が低下する現象。加齢とともに誰もがなります。ただ、近視があるかないかで、老眼を自覚する時期や程度が異なります。

近視の人の目は、近くが見やすい目。そのため、近くが見えにくい老眼になりづらい傾向があります。

老眼鏡の必要もなく一生を過ごす人もいます。

一方、メガネなしで過ごしてきた人の場合、遠くにピントを合わせることは得意でも、近くにピントを合わせる仕様にはなっていません。

ですから、「近くが見づらい」と40代半ばくらいから感じ、老眼鏡をかけ始めるように。

つまり**目がよかった人ほど、老眼に突然悩まされる傾向があります**。本人にとってみれば、さぞかし衝撃的な変化でしょう。

「デコボコな目」だと見えるものも見えません

このように、習慣や年齢で目は遠くが見えなくなったり、近くが見えづらくなったりするもの。でも、決してあきらめないでください。

年齢を重ねても、「長く・よく視る力」を更新していくことは可能です。

若い人の目も、中高年以上の人の目も、目の条件を整えれば、「長く・よく視る力」は確実に上げられます。

反対に、どんなによく見える目でも、目の表面**「角膜」がデコボコだと、遠くも近くも、きちんときれいには見えません**。

角膜は「黒目を覆う膜」で、透明な組織。視覚の情報となる光を目に取り入れる最初の部位なので、とても大事な目の入り口です。

角膜の表面は、基礎分泌される涙でつねに覆われ、守られています。

私たちはこの涙のベールを通して、ものを見ています。目の表面が適切にうるおっていることで、光がうまい具合に屈折してものがよく見える仕組みです。

ですが、涙の量が減ると、角膜上にあるごみをうまく取り除けなかったり、角膜表面からなめらかさが失われてデコボコになったりしてしまいま

「デコボコ目」は光が正しく入らない

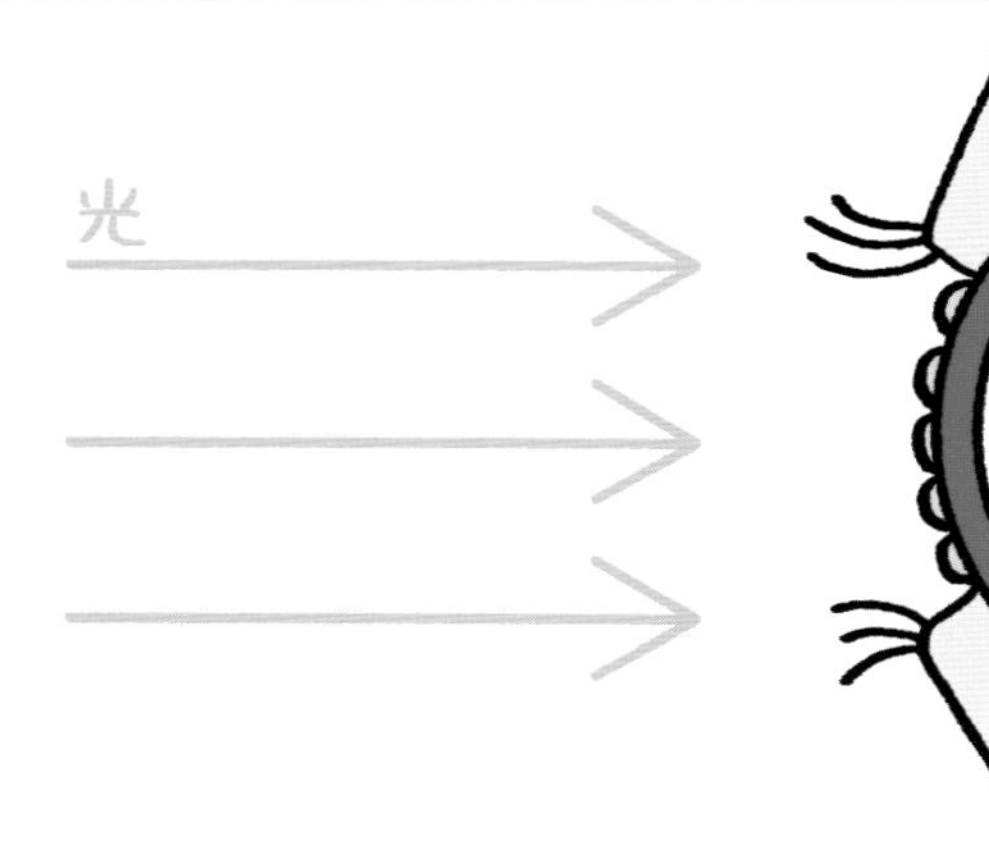

す。

すると、光をうまく取り込めず、鮮明に見えなくなります。

目が乾いたり涙の分泌量が減ったりする原因でよくあるのは、まばたきの減少や、エアコンの風にあたりすぎたりすること。

そんな目の不調の典型例が「ドライアイ」です。

「ドライアイ？　自分は関係ない」と思ったならストップ！

目の乾きや痛み、見えにくさなど

を自覚していなくても、ドライアイの可能性があります。**「隠れドライアイ」**です。

「（隠れ）ドライアイ」と診断すると、「軽い症状でよかった」と安堵する患者さんが多いのですが、じつはドライアイはさまざまな目の問題を引き起こす〝トラブルの温床〟。軽く見ると危険な眼病です。

日本に２０００万人、世界に10億人以上いるとされる身近な目の病気で、オフィスワーカーの約６割がドライアイとの試算も。**眼痛や頭痛など目に近い部位の症状のほか、肩こり、腰痛、全身の痛覚をつかさどる神経や末梢神経の障害、さらには睡眠障害やうつまで**併発することがあります。**「ドライアイの女性は老眼になりやすい」**ことも、私の研究で判明しました。

目を覆う涙の大切さが、おわかりいただけたのではないでしょうか。

涙は「3層構造」。目をこれ以上守るものはない！

涙は3層構造

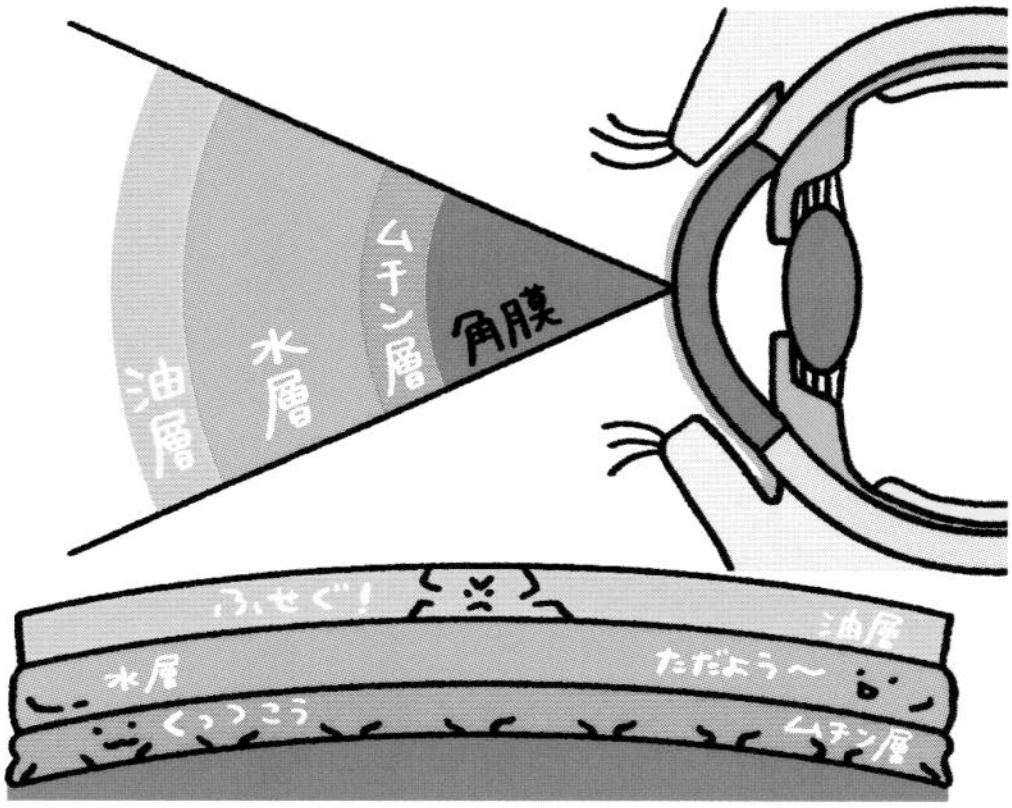

角膜を覆う涙の層は、わずか約7マイクロメートル（1マイクロメートル＝1ミリの1000分の1）。

しかし、3つの層から成り立っていて、この3層構造こそ、よく見える目のキーポイントです。

もっとも表面の層**「油層」**は、涙が蒸発するのを防ぐ役割があります。この油は、マイボーム腺というまぶたの際にある器官から分泌されます。

真ん中は、涙の約98％を占める**「水層」**。おもに水分ですが、タンパク質や酸素、脂質なども含まれます。

3番目の層は、粘りけのあるムチンからなる**「ムチン層」**です。涙がはじかれず、角膜上にきれいに分布できるのは、このムチンのおかげ。涙が流れ落ちないように、目の表面に糊（のり）のように粘着しています。

この涙の層が均一でなくなり、目の表面からなめらかさが失われると、光が適正に目に入らず、散乱します。すると、目のかすみやまぶしさ、見えにくさなど、実用視力に影響がおよぶことに。

何を隠そう、**この貴重な涙を分泌し、かつ均一に目に広げる方法こそ「まばたき」です**。しっかりと涙を出し、3層の成分をきちんと整えて目に行き渡らせることはまばたきにしかできません。

とくにコンタクトレンズを装用している人ほど、まばたきは重要です。そもそも**コンタクトレンズは、まばたきが必須のつくり**。まばたきのたびに、新鮮な涙が運び込まれ、古い涙と交換されます。これを「涙液交換」と呼びますが、コンタクトレンズをつけると涙液交換率が低下します。ハードレンズの場合は約20％、ソフトレンズなら2〜3％まで下がります。

コンタクトレンズ装用時は、より一層まばたきを意識して涙液交換をうながし、目を守りましょう。

涙の質は「10秒」で、自分でわかる

自分の涙の質の良し悪しは、じつは簡単に判定できます。

まばたきせずに両目を10秒間、あけつづけてください。

10秒未満であけているのがつらくなった人は、涙の質が低下していたり、涙の量が不十分な可能性があります。自覚なくドライアイになっている可能性もあります。

2018年に順天堂大学が292人に実施した実験では、ドライアイの人が目をあけていられる時間は平均10秒、健常者が24秒で、計算の結果ドライアイと健常者の境界線は「12秒」と算出されました。

現代人は涙不足。まばたきが減っている

多くの人は、10秒あけているのがつらかったのではないでしょうか？

じつは現代人は、まばたきの回数が減って涙が不十分になりやすい状況に置かれています。

この状況を引き起こしているのが「ストレス」、そして「スクリーン（デジタル画面）」の凝視です。

ストレスがかかって緊張しているときは、内臓や血管の機能をコントロールする自律神経のうち**交感神経が優位になり、目が見開き、まばたきの回数が不十分になります**。また、**涙の分泌量もおのずと減る**仕組みになっています。

加えて、画面を凝視するなど集中してものを見ると、まばたきが減ります。あなたもスマホを見ているとき、目が乾いた感覚を覚えたことはありませんか？

スマホはつい見すぎてしまうもの。結果、まばたきが減り、目からうるおいがなくなっているのです。

また、コロナ禍のマスク着用でも目が乾きやすくなっています。マスクの隙間から目に息が「直風」となって当たるためです。

私は2015年から毎年、合計1万2000人の患者さんの目の乾き具合を記録しています。

結果、コロナ禍以降、**涙の量は平均13%、目の保湿機能は平均23%減少している**ことがわかりました。

マスクからもれる息、在宅勤務によるパソコン作業時間の増加、そして環境の変化によるストレスが大きな要因と推測されます。

現代は、目のうるおいが失われやすい生活様式。

だからこそ、意識的に目にうるおいを取り戻す必要があるのです。

「まばたき」は目の貴重な回復時間。「長く・よく視る力」につながる

誰でもすぐに目に涙を供給し、角膜の表面を整え、実用視力を最大限に高められる方法、それがまばたきです。

私たちは通常、1分間に平均20回、1日換算で約2万回もまばたきをしています。

しかし、起きている間のすべてのまばたきのうち約18%、つまり**5回に1回は、残念ながら不完全なまばたき**に終わっている（とじきっていない、速すぎる）と推計されています。

また、不完全なまばたきの割合が多いと、**まばたきによる圧力を十分に**

受けられず、涙の油分をつくるマイボーム腺がふさがって機能しなくなり、涙の質が低下することもわかっています。

まばたきが速すぎると、涙は十分出ず、塗り広げられません。

一瞬だけ上下のまぶたがくっつく「タッチアンドゴー」の人が、なんと多いことか……。

私自身、「デコボコな目」について、２０１５年から患者さんのデータを取り、研究を続けてきました。

２０１５年は全体の約５割、２０２２年は**全体の約7割の人の目がデコボコになっている**ことが判明。つまり多くの人がまばたき不十分などの原因で、自分の「長く・よく視る力」を発揮できていない可能性があります。

実際、私の診察室には「文字が読みづらくなった」「視力が下がった」という患者さんがよく来られます。

でも、完全まばたきをそれから1か月ほどしてもらうと、「よく見えるようになった」、そう喜んでくださる患者さんが多くいらっしゃいます。

「目をいつもどおりに使いながら、うまく休ませ、機能を回復させられる」それがまばたきの特徴です。

まばたきにしかできない「3つの役割」

私たち現代人の1度のまばたきは、平均0・3秒といわれます。

1日16時間起きている人が、まばたきのために目をつむる時間の累計は約96分間。つまり起きている時間の約10％は、暗闇です。

この1割の時間で、まばたきは目に必須の作業をこなしています。
①デコボコ目の解消、②脳の情報処理、③ブルーライトの遮断です。

まず、まばたきすることで、**まぶたがワイパーのように目の表面をなぞって涙を塗り広げてくれます**。

角膜が車のフロントガラスだとしたら、まぶたはワイパー、涙が洗浄液です。細かなごみも瞬時に取り除き、適度なうるおいを与え、表面を整えてくれます。

2つ目は、**目の奥の「脳の情報処理」**です。

ものを見るとき。網膜に像が映し出され、その情報が脳に送られて初めて「見えた」と感じます。

つまり「見る」とは、目と脳の連携のたまもの。ずっと何かを見ているかぎり、目と同様に脳も働いています。

まばたきをするごく短い瞬間、**脳は情報の流れに区切りをつけて、その内容をより把握しやすく整理しています**。

句読点のない長文は意味がとりづらいものですが、一文を短くしたり、「、」や「。」で区切ったりすることで読みやすくなるのと同じです。

2012年、大阪大学は次のような実験結果を発表しています。

ストーリーのない風景映像を見たとき、被験者は、みんなバラバラのタイミングでまばたきをしました。

一方、ストーリー展開に富んだコメディドラマを見たときは、登場人物の動作が終わった瞬間など、「出来事のまとまり」の切れ目で一斉にまばたきしたのです。

このことから、「見ているものから一旦注意を解除して、情報のまとまりをつくること」も、まばたきの役割と考えられます。

3つ目は、LED照明、スマホやパソコンの画面から出ている光・**ブルー**

ライトの遮断です。

そもそもブルーライトは日光の中にも含まれる光の成分。ブルーライトそのものは「悪」ではありません。

人体を健やかに維持するのに必須の光で、「ブルーライトのない洞窟で過ごす」実験の被験者は時間の感覚を失い、錯乱に陥ったという記録すらあります。

とはいえ、ブルーライトは目に取り込みすぎると眼精疲労や頭痛を引き起こし、ドライアイが悪化、夜は寝つきがわるくなるという指摘があります。目に活性酸素（細胞を傷める疲労物質）を発生させ、角膜や網膜を痛めるという動物実験のデータもあります。

ですから、起きている時間の1割でも、まぶたをとじてブルーライトを遮断できることは、目にとって非常によいことなのです。

「スマホ」で目が乾く。網膜の希少細胞が酷使、目・脳が「不眠」状態に

スマホの見すぎ――視力防衛生活を考えたとき、これは本当に気をつけてほしいポイントです。

近業でピントが近くに合いすぎることに加え、**まばたきの回数も減りがちに。さらに、網膜の希少細胞にものすごい負担をかけてしまいます。**

ブルーライトが目に入ると、網膜にほんのわずかしか存在しない、とても貴重な細胞が刺激されます。

その名は内因性光感受性網膜神経節細胞、通称「ｉｐＲＧＣ」。網膜の全細胞の１％も占めていませんが、とても大事な役割を果たす細胞です。

ｉｐＲＧＣは明るさを感知して昼夜を体内時計に伝え、眠るタイミングや覚醒時間を調節する役割を担っています。

ｉｐＲＧＣは、とくに青い光への感度が高い細胞です。

つまりｉｐＲＧＣが夜にブルーライトを感知すると「昼」と誤解して「まだ寝なくていい」と判断するため、寝つきがわるくなるのです。

さらにいうと、青い光を処理できるのはｉｐＲＧＣしかなく、ブルーライトを発するデジタル機器の使用時間が増えると、酷使につながります。

ただでさえ希少な細胞ですから、大事に防衛したいものです。

日光にも含まれるブルーライトですが、スマホやパソコンから浴びる際は光源との距離が近いため、日光にも匹敵する影響があります。

つまり**デジタル画面を見つめつづけることは、大切な目を極度に日焼けさせ、乾燥させているようなもの**なのです。

目のすごい適応力――30秒で視力はこんなに変わる

2022年に私が実施した実験では、「まばたきにより、安定してよりよく見える視力（実用視力）を維持できる」という結果が出ました。

被験者にやってもらったのは、60秒間、「なるべくまばたきを我慢してもらう（耐えられなくなったらまばたきをしてよい）」という実験です。まばたきをしたタイミングを記録し、2秒間に1度という高頻度で視力検査をおこないます。

結果、**「1・0の実用視力が、まばたきを我慢することで0・1に下がり、その後のまばたきで0・6に回復した」**というデータが出ました。

なかでも顕著だったのは、Ａさん（女性・78歳）の実験結果です。

実験開始直後、1・0だったＡさんの右目の実用視力は、25秒までの間に0・1まで下がりつづけます。

この急激な実用視力低下の原因は、まばたきの回数を抑えたから。Ａさんは初回のまばたきをおこなうまで、13秒以上も我慢しています。

10秒程度でも、まばたきをしないと目の表面の涙の膜はデコボコになり、見えづらくなるのです。

そして、26秒から60秒までの間に16回のまばたきを繰り返し、実用視力は約0・6まで回復。

つまり約30秒あれば、**0・1から0・6にまで、まばたきによって視力を改善できる**のです。

実験結果から「まばたきは実用視力を回復してくれる」という事実がおわかりいただけるはずです。

視力を防衛し、回復までさせてくれる「完全まばたき」のコツを次章で紹介します！

普段のまばたきが「完全まばたき」になれば、視える力がおのずとアップします！

質のいい涙を、目に定着させましょう。

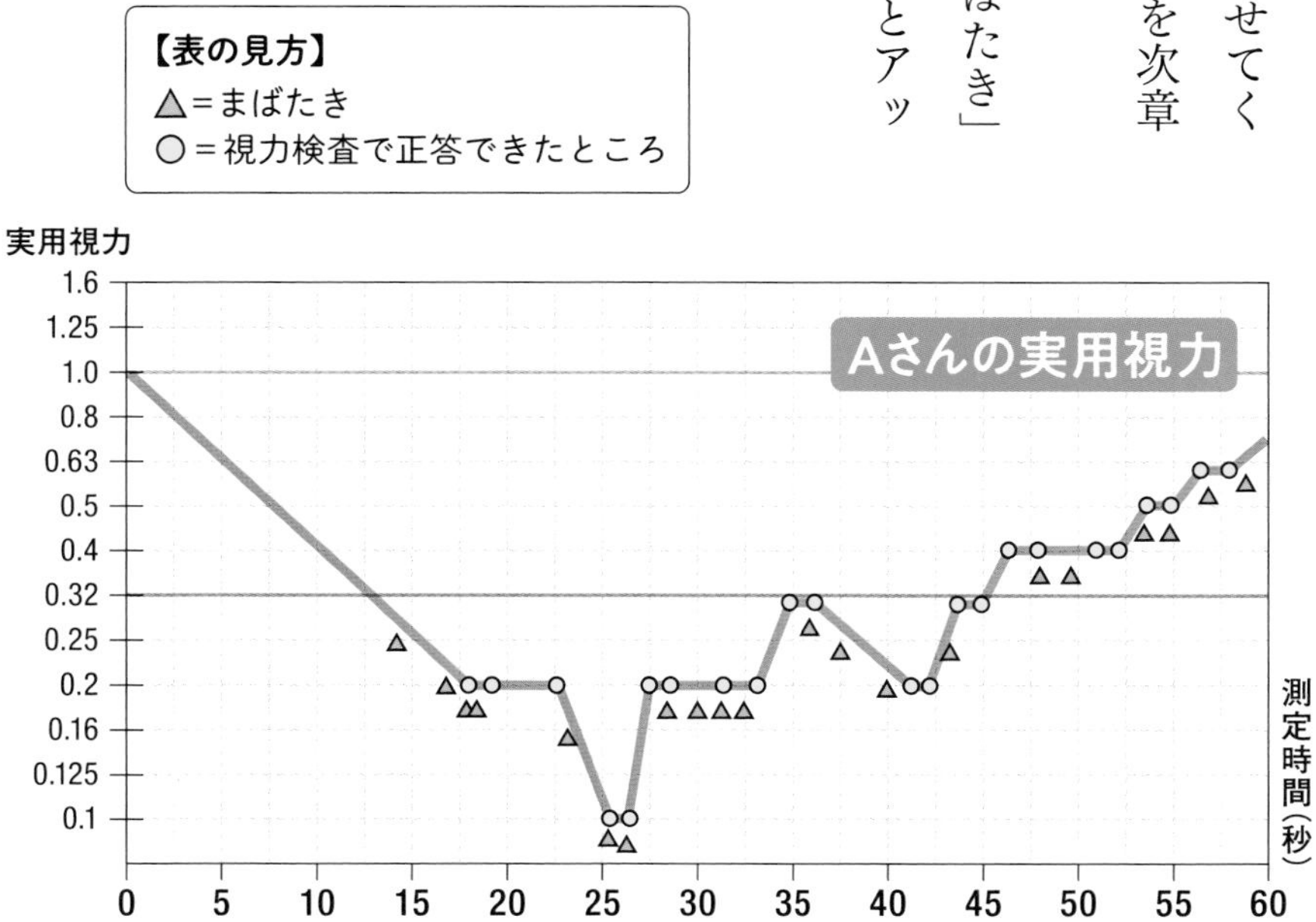

【表の見方】
△＝まばたき
○＝視力検査で正答できたところ

Aさんの実用視力
実用視力
1.6
1.25
1.0
0.8
0.63
0.5
0.4
0.32
0.25
0.2
0.16
0.125
0.1
0 5 10 15 20 25 30 35 40 45 50 55 60
測定時間(秒)

2章

よく見える目に変わる完全まばたき

実践！ 完全まばたき

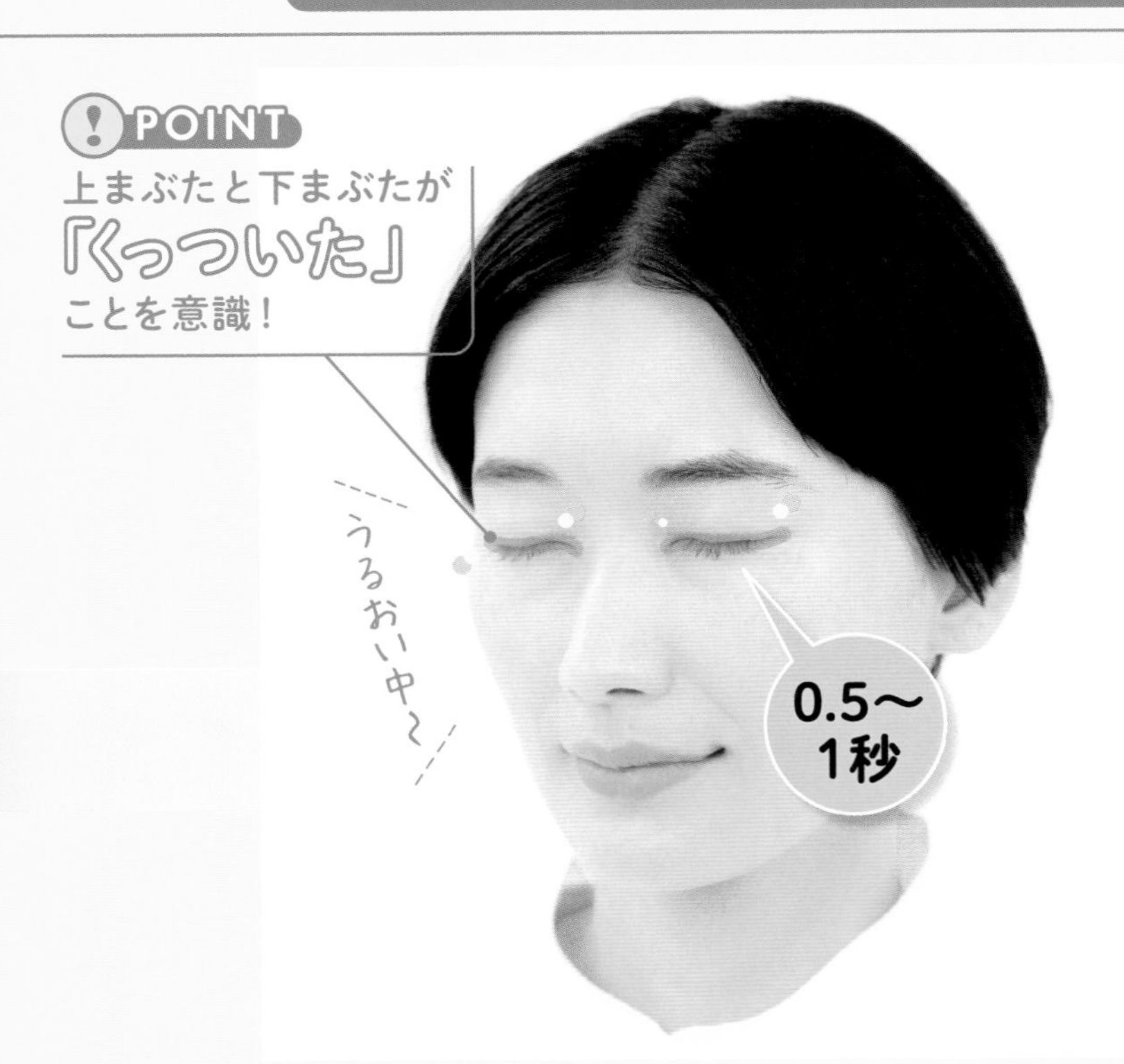

① 上まぶたをおろし、下まぶたと 0.5〜1秒、しっかりくっつける

どれくらい？
0.5〜1秒

現代人のまばたきは平均0.3秒。
これだと少し速くて不十分。
いつもより少し長めに
まぶたを着地させる意識で！

車や自転車など乗り物の運転中は、長いまばたきは危険ですのでおひかえください。

まばたきして目が痛むときは、痛みがおさまってから再開してください。痛みがおさまらないときは眼科を受診しましょう。

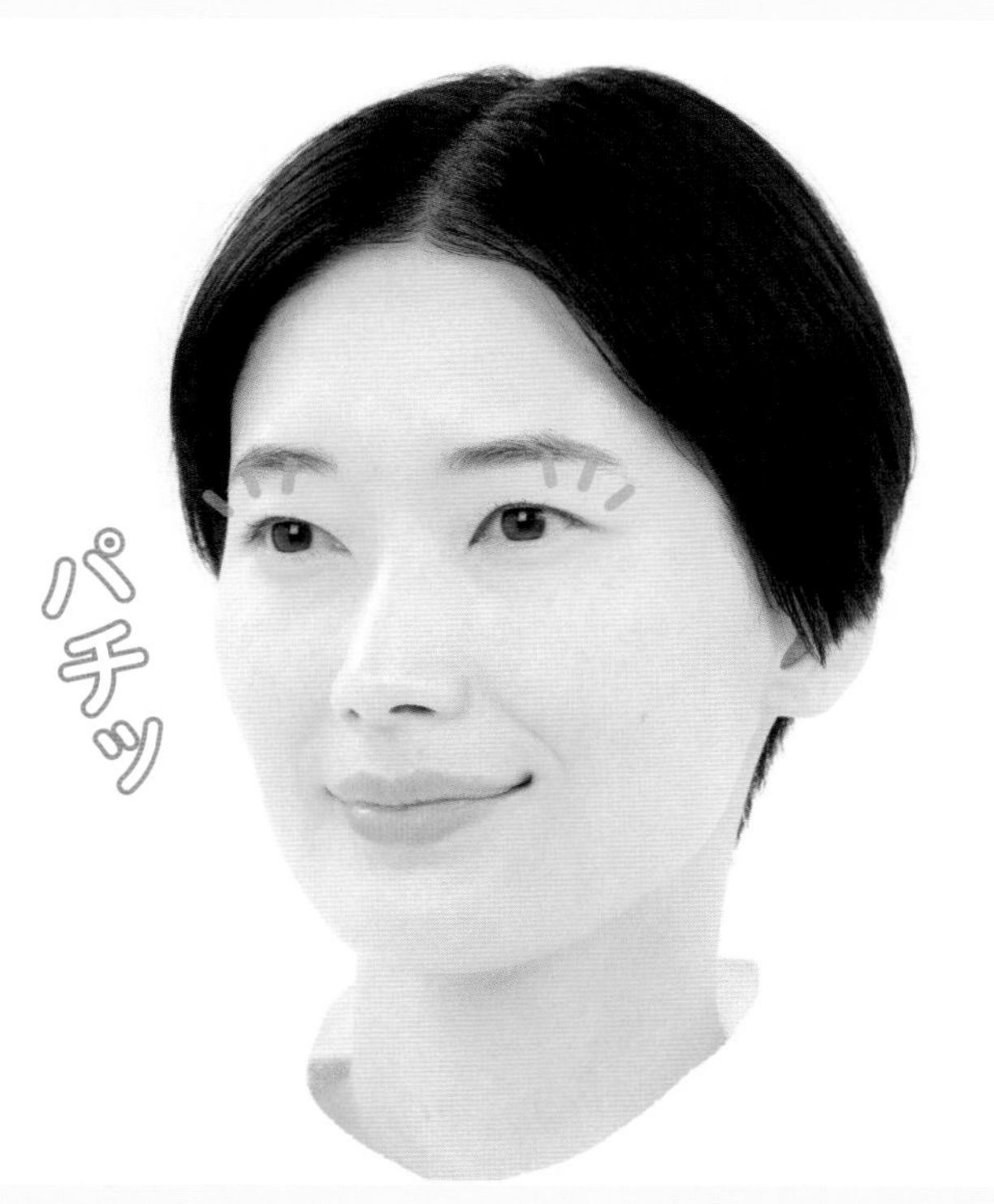

② 目をあける

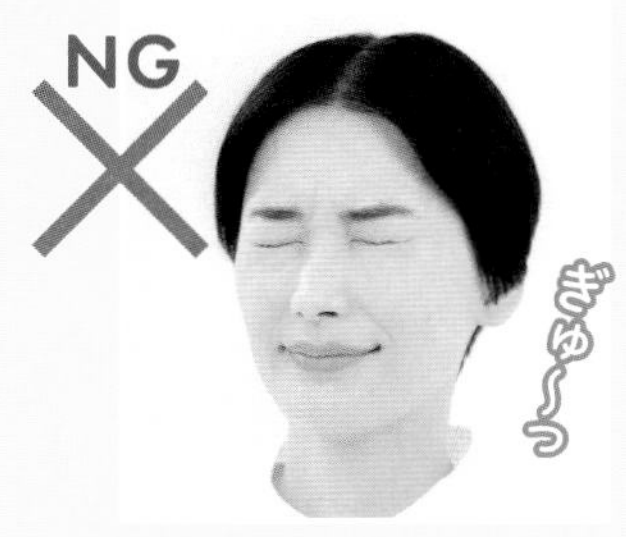

目のまわりにシワができるほど、力まない

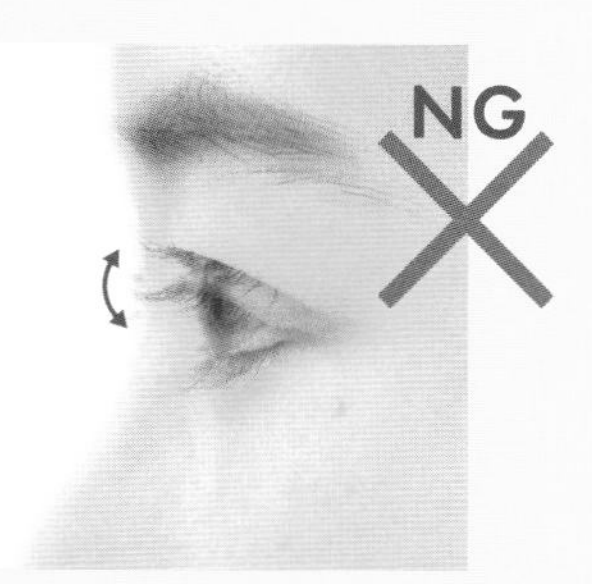

速すぎたり、まぶたが下りきっていないと効果が減ります

まばたきは、たくさんより「しっかり」と

まばたきは、まぶたの上げ下ろしの回数よりも、**「きっちり深く」**が大事です。ぐいっと1回、まぶたをしっかり下ろしきることです。

1回あたりのまばたきにかける時間が短いと、角膜の表面に十分に涙を塗り広げられません。

また、上下のまぶたがしっかり当たることによって生じる圧力で、上下まぶたの輪郭沿いにあるマイボーム腺に刺激を与え、油分の分泌をうながせます。

すると油を安定して供給できるため、3層構造の涙の質を高く保て、涙の蒸発を防げます。

まばたきで「涙液交換」が進む

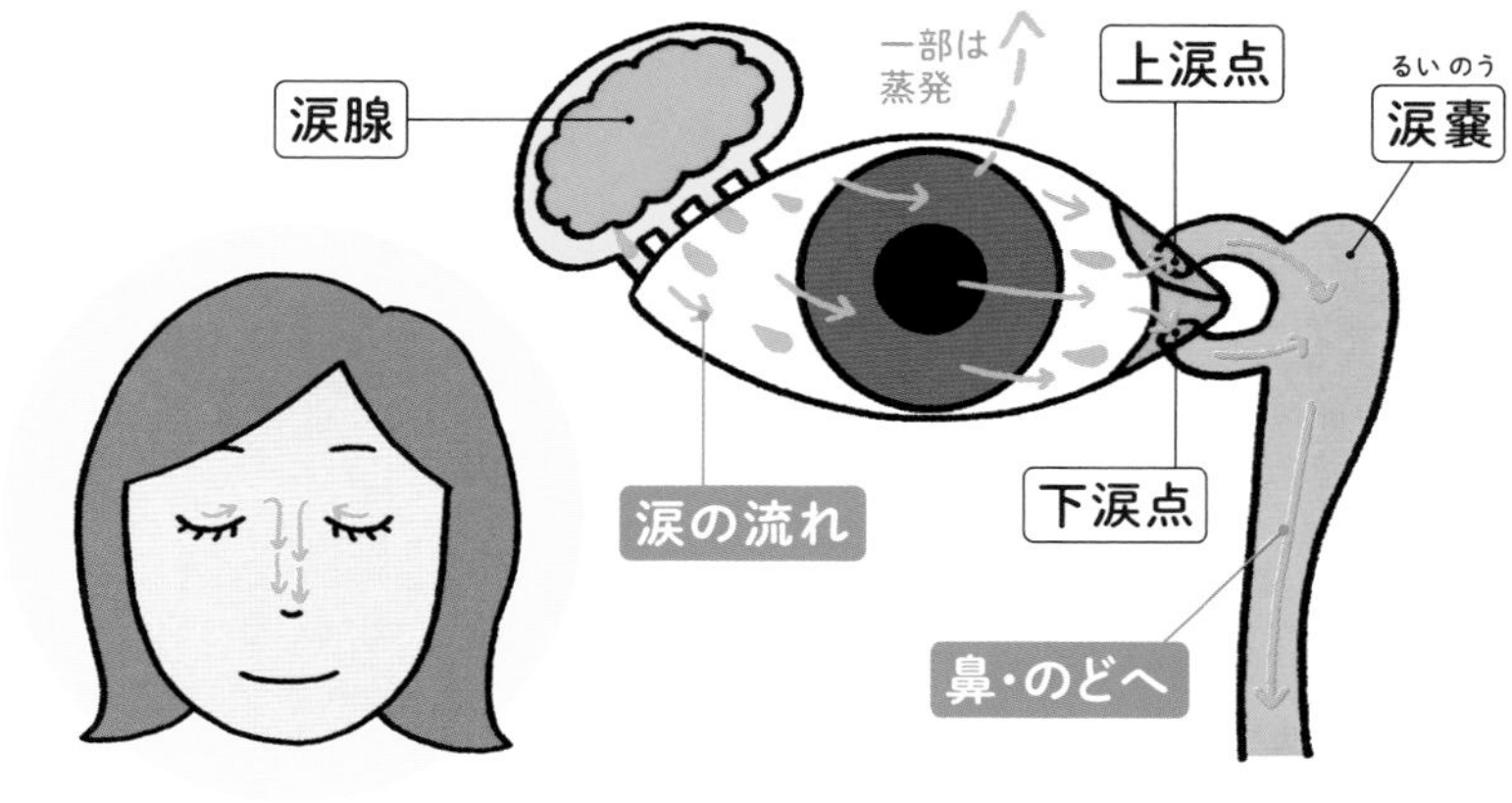

この原則は、年齢を重ねた人にも当てはまります。

涙は、目尻側にある涙腺でつくられたあと、目をうるおし、目頭にある涙点から鼻の奥へ排出されます。目の表面を、涙は一方通行で流れているわけです。

この涙液交換もまばたきの役割の一つ。しっかりまぶたをとじきることで、涙液交換も進みます。

完全まばたきを続けることで、つねに質のよい新鮮な涙で目の表面を覆えるのです。

老眼の進みを抑える効果が！

質の高い涙で目の表面をうるおしつづけることは、未来の目を守ることでもあります。

たとえば、**老眼の進行を遅らせることにつながります**。

老眼の目は、ピントを合わせる調節力が弱くなっています。

そんな状態に加えて、目に涙が行き渡らず角膜がデコボコだと、見ようとするものの像がより見えづらくなります。

これは、目にとって余計な負荷がかかる状態。目は疲れやすく、この状態でものを見ようとすると老眼が余計に進んでしまいます。

実際、2022年に私がおこなった研究で、ドライアイの女性は老眼の進みが速いという結果が出ました。

2017年の慶大の研究でも、近くを見ようとしたとき、**ドライアイではなかなかピントを合わせられず、ピント調節が不安定になる**と報告されています。

完全まばたきをすれば、目がうるおい、角膜もなめらかさを取り戻します。

結果、目が本来持っている「ピントを微調節する力」を最大限に発揮できるようになります。

目の機能は損なわれず、健やかに保たれるため、老眼の進行速度も抑えられます。

副交感神経優位になり「眼圧」が低下。眼痛を防ぎ、緑内障予防に◎

まばたきは、眼球の中の圧力「眼圧」とも関係しています。

まぶたの上から目を軽くさわると、風船のような弾力があります。これは、眼球内の液体「房水」が一定の圧力を保って循環しているから。この圧力が「眼圧」です。

眼圧が高いからといって、視力低下や失明に直接つながるわけではありません。

しかし、高い眼圧を放置すると、視神経が圧迫されて損傷し、視野が少しずつ欠ける「緑内障」にいたることがあります。急激な目の痛みに突然見舞われることも。

郵 便 は が き

料金受取人払郵便

新宿北局承認

9134

差出有効期間
2025年 3 月
31日まで
切手を貼らずに
お出しください。

169-8790

174

東京都新宿区
北新宿2-21-1
新宿フロントタワー29F

サンマーク出版愛読者係行

ご住所	〒 都道府県	
フリガナ		☎
お名前		(　　)
電子メールアドレス		

ご記入されたご住所、お名前、メールアドレスなどは企画の参考、企画用アンケートの依頼、および商品情報の案内の目的にのみ使用するもので、他の目的では使用いたしません。
尚、下記をご希望の方には無料で郵送いたしますので、□欄に✓印を記入し投函して下さい。
□サンマーク出版発行図書目録

1 お買い求めいただいた本の名。

2 本書をお読みになった感想。

3 お買い求めになった書店名。

市・区・郡　　　　　　　　町・村　　　　　　　　書店

4 本書をお買い求めになった動機は?

・書店で見て　　　　・人にすすめられて
・新聞広告を見て(朝日・読売・毎日・日経・その他=　　　　)
・雑誌広告を見て(掲載誌=　　　　)
・その他(　　　　)

ご購読ありがとうございます。今後の出版物の参考とさせていただきますので、上記のアンケートにお答えください。**抽選で毎月10名の方に図書カード(1000円分)をお送りします。** なお、ご記入いただいた個人情報以外のデータは編集資料の他、広告に使用させていただく場合がございます。

5 下記、ご記入お願いします。

ご職業	1 会社員(業種　　)	2 自営業(業種　　)
	3 公務員(職種　　)	4 学生(中・高・高専・大・専門・院)
	5 主婦	6 その他(　　)

性別	男・女	年齢	歳

ホームページ　http://www.sunmark.co.jp　　ご協力ありがとうございました。

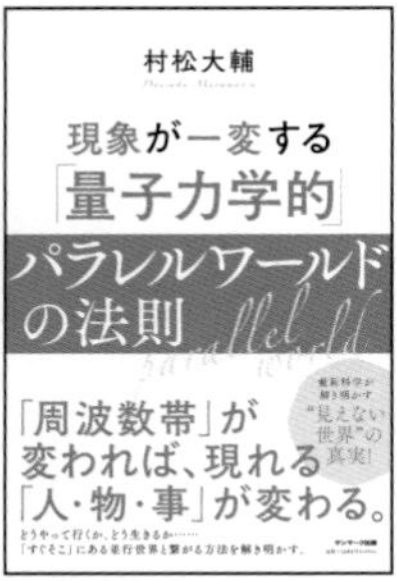

村松大輔

現象が一変する

「量子力学的」

パラレルワールドの法則

「周波数帯」が変われば、現れる「人・物・事」が変わる。

現象が一変する「量子力学的」パラレルワールドの法則

村松大輔 著

「周波数帯」が変われば、現れる「人・物・事」が変わる。これまでSFだけの話だと思われていた並行世界(パラレルワールド)は実は「すぐそこ」にあり、いつでも繋がれる！理論と実践法を説くこれまでにない一冊！

定価＝1540円（10%税込） 978-4-7631-4007-4

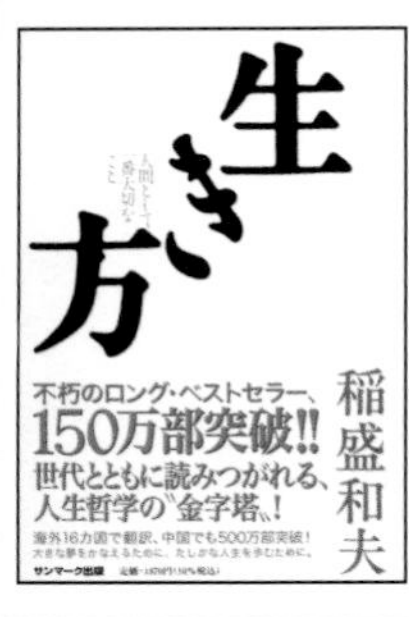

生き方

稲盛和夫 著

大きな夢をかなえ、たしかな人生を歩むために一番大切なのは、人間として正しい生き方をすること。二つの世界的大企業・京セラとKDDIを創業した当代随一の経営者がすべての人に贈る、渾身の人生哲学！

定価＝1870円（10%税込） 978-4-7631-9543-2

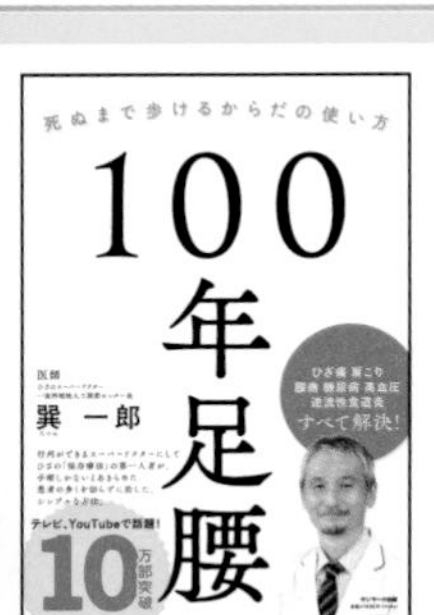

100年足腰

巽 一郎 著

世界が注目するひざのスーパードクターが1万人の足腰を見てわかった死ぬまで歩けるからだの使い方。手術しかないとあきらめた患者の多くを切らずに治した！
テレビ、YouTubeでも話題！10万部突破！

定価＝1430円（10%税込） 978-4-7631-3796-8

子ストアほかで購読できます。

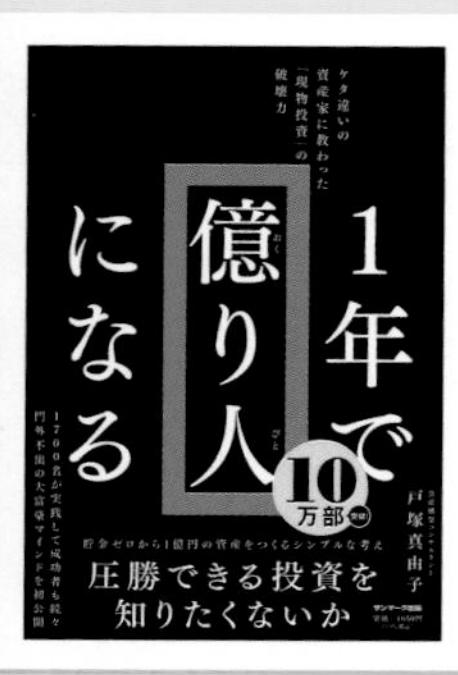

1年で億り人になる

戸塚真由子 著

今一番売れてる「資産作り」の本！
『億り人』とは、投資活動によって、1億円超えの資産を築いた人のこと。
お金の悩みは今年で完全卒業です。
大好評10万部突破！！

定価＝1650円（10%税込）978-4-7631-4006-7

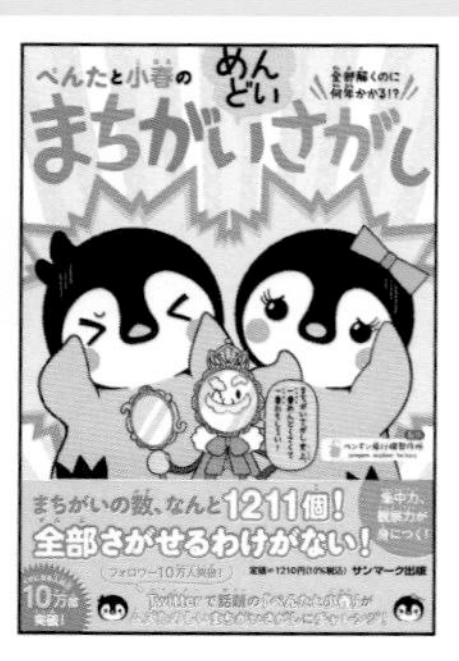

ぺんたと小春（こはる）のめんどいまちがいさがし

ペンギン飛行機製作所 製作

やってもやっても終わらない！
最強のヒマつぶしBOOK。
集中力、観察力が身につく、ムズたのしいまちがいさがしにチャレンジ！

定価＝1210円（10%税込）978-4-7631-3859-0

ゆすってごらん りんごの木

ニコ・シュテルンバウム 著　中村智子 訳

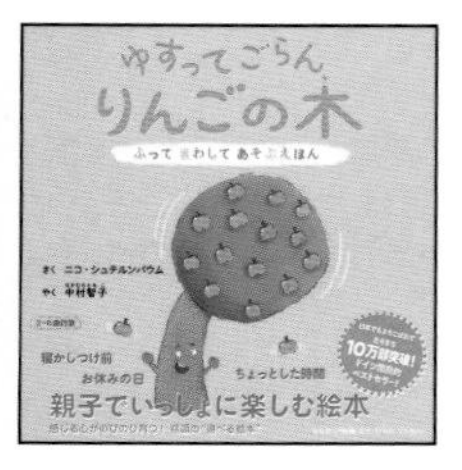

本をふって、まわして、こすって、息ふきかけて…。子どもといっしょに楽しめる「参加型絵本」の決定版！ドイツの超ロング＆ベストセラー絵本、日本上陸！

定価＝1210円（10%税込）978-4-7631-3900-9

眼球内の「眼圧」のしくみ

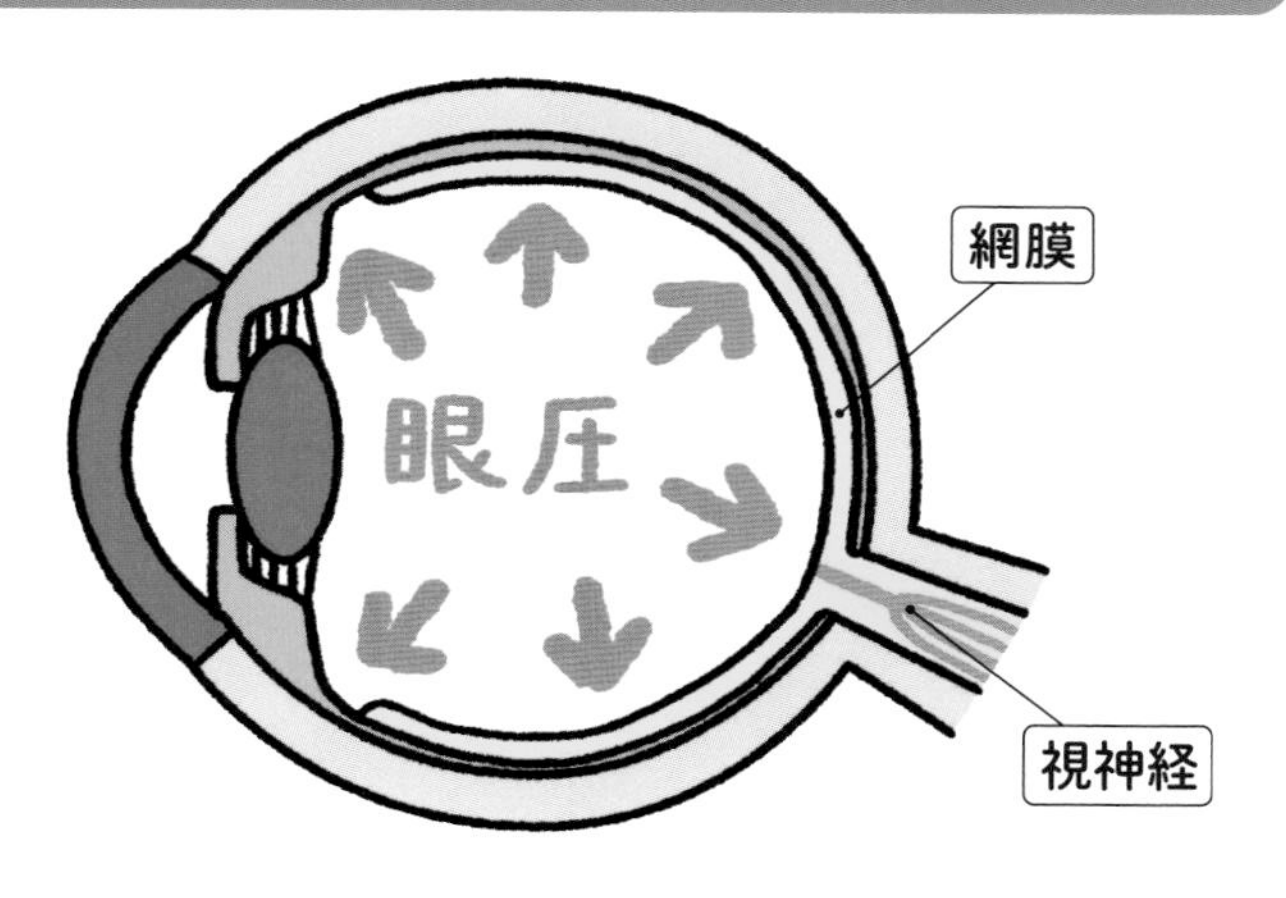
網膜
眼圧
視神経

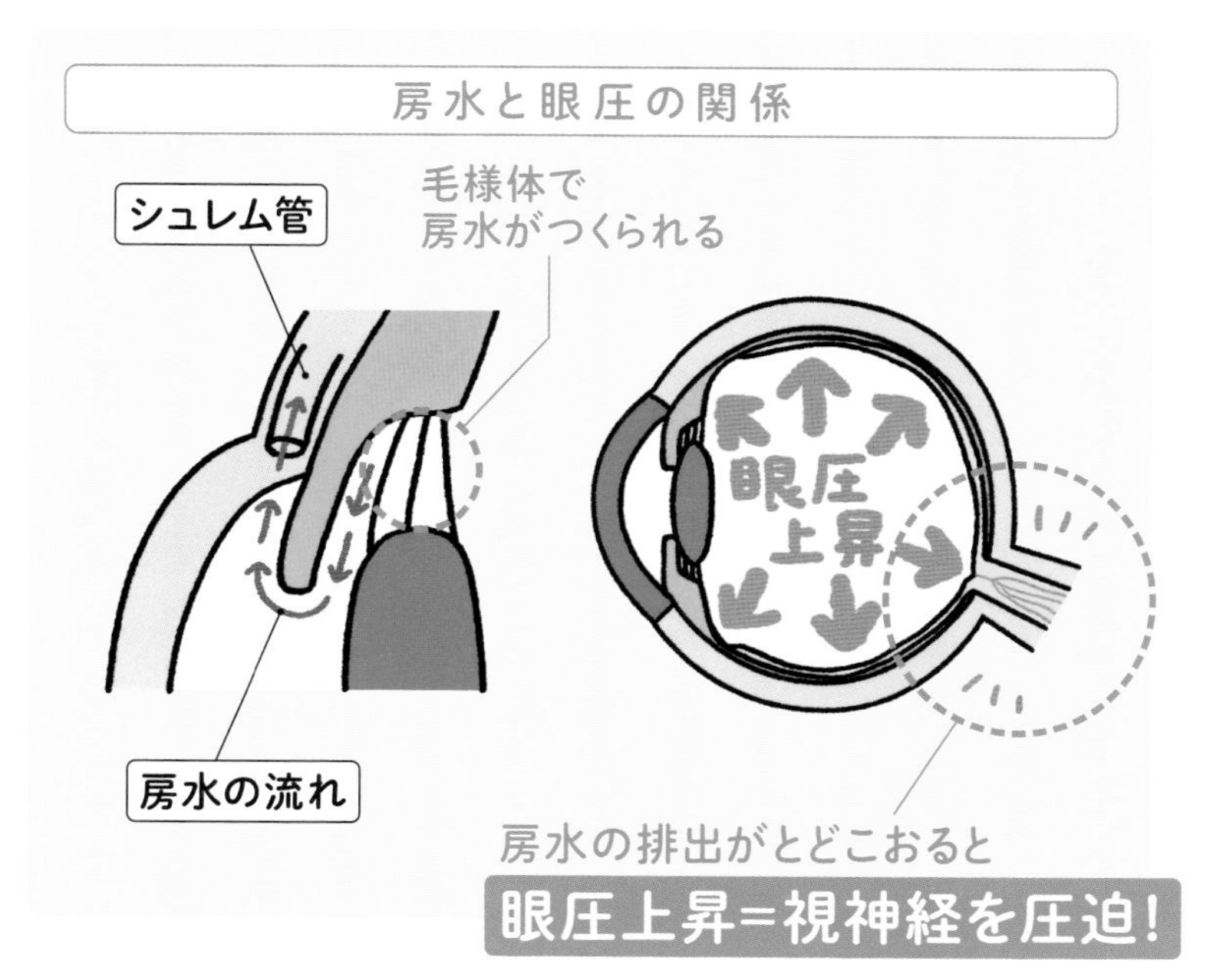
房水と眼圧の関係
シュレム管
毛様体で
房水がつくられる
房水の流れ
眼圧
上昇
房水の排出がとどこおると
眼圧上昇=視神経を圧迫!

したがって、眼圧は高くないほうが望ましいです。

この眼圧の高さと関係するのが「自律神経」の働きです。昼間など活発に活動する時間帯や、緊張しているとき。交感神経が優位になり、眼圧はおのずと上がります（房水の産生量が増えるため）。反対に、休息時やリラックスしているとき。副交感神経優位になり、眼圧は自然に下がります（房水の排出量が増えるため）。

ですから副交感神経に働きかけることができれば、眼圧を下げる効果が期待できます。眼痛や緑内障を遠ざけることが可能なのです。

副交感神経に働きかける手段の一つが、何をかくそうまばたき。交感神経優位になるとまばたきは減ります。反対に、リラックスして完全まばたきをすれば、副交感神経を優位にする効果が望めます。

緑内障を目薬で治療している人は、副作用で目が極度に乾き、ドライアイになっている事例が多く見られます。しかし目の感覚が麻痺していることもあって、目の乾きや不快感になかなか気づけません。

目薬の副作用で目が乾きやすい緑内障の治療中は、完全まばたきをしっかりすることを習慣にしていきましょう。

ただし、点眼直後のまばたきはポンプの役割をするため、苦味を感じたり、鼻から目薬が出たりすることも。点眼直後の1分間は目をとじて静かに過ごしてください。

涙量が増えて目がもっとうるおう「あいう・まばたき」

完全まばたきの効果をさらに上げる、簡単なコツがあります。

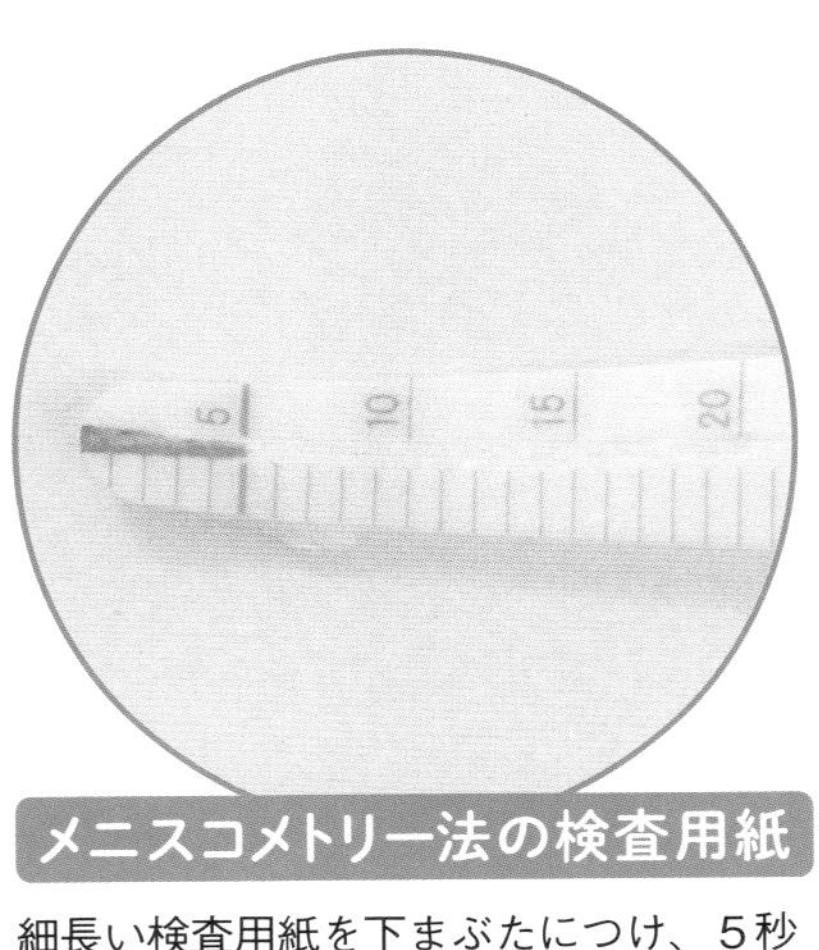

メニスコメトリー法の検査用紙

細長い検査用紙を下まぶたにつけ、5秒間に濡れる長さで涙の量を測ります

あくびをすると、涙が出た経験はありませんか。

これは顔の表面の筋肉が大きく動くことで起きる現象です。この仕組みを利用して、**涙の量を簡単に増やせます。**

完全まばたきをおこなう前に「あ、い、う」の形に口を大きく動かして、「疑似あくび」を起こしましょう。

顔の筋肉が大きく動くことで、涙腺や涙の保管庫「涙嚢（るいのう）」が圧迫され、涙がしぼり出されるように、通常よりも多く押し出されます。

私もこの「あいう・まばたき」の直後、検査用紙で涙の量を測ったら、0ミリから5ミリに増加していました。

あいう・まばたきのやり方

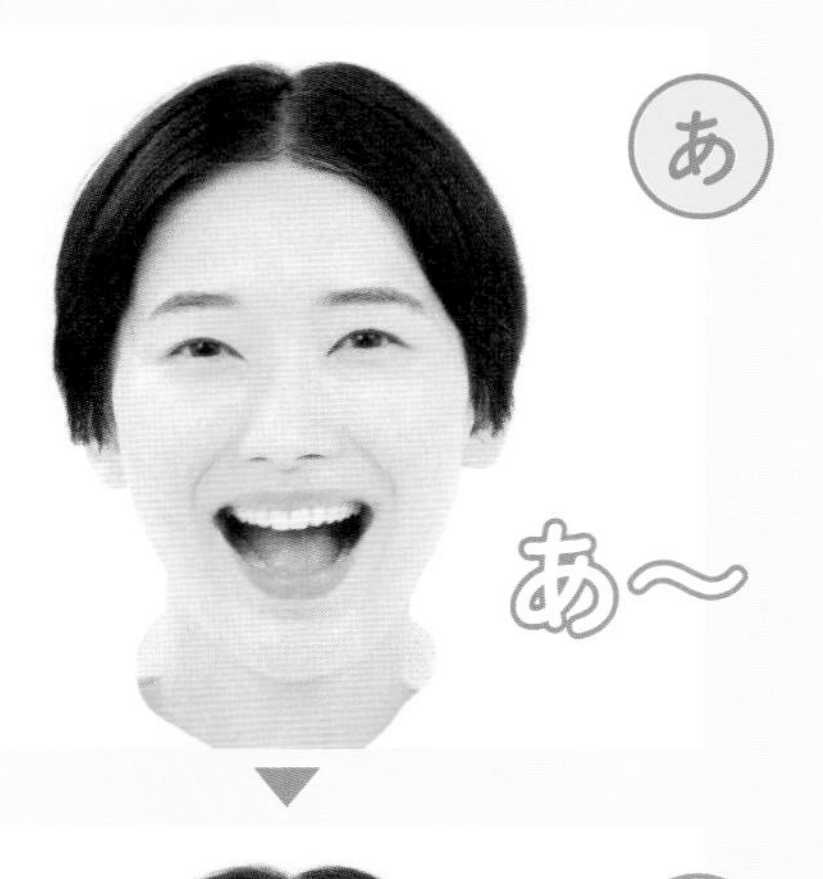

口を
「あ、い、う」の
形に大きく
動かす

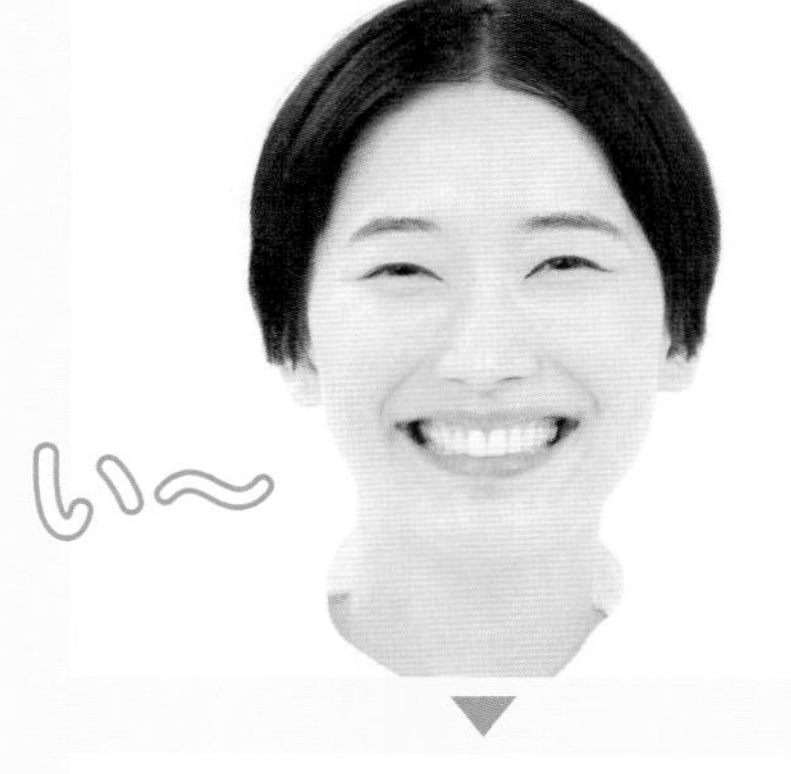

上まぶたと
下まぶたを
0.5〜1秒くっつけて
目をあける

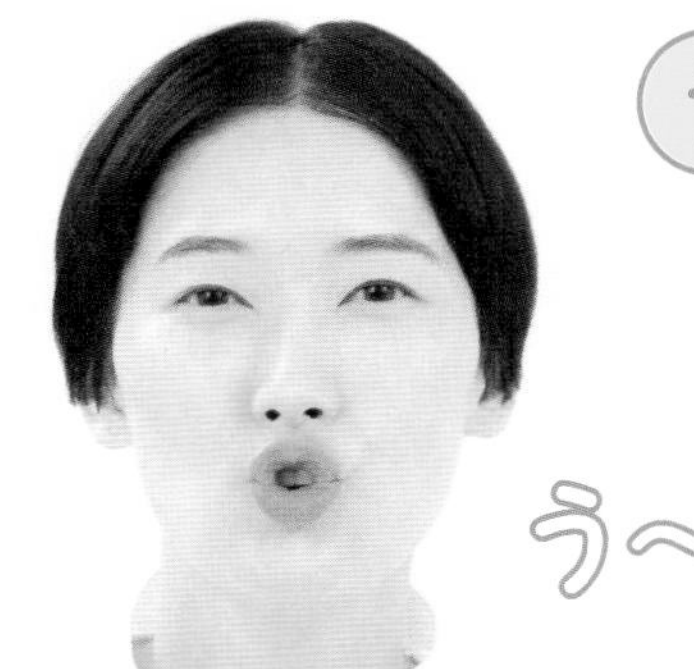

完全まばたき

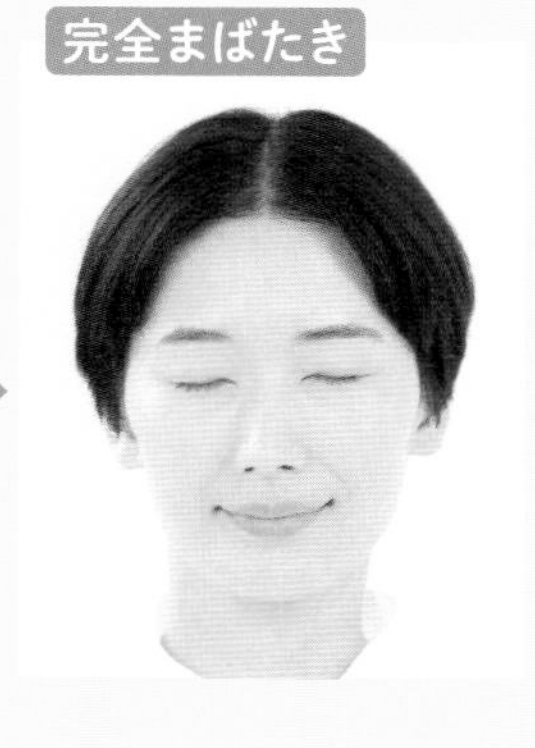

「あいう・まばたき」の簡易版もあります。**「い・まばたき」**です。

実験の結果、とくに「い」の口は涙量を上げることがわかりました。

ですから「い」の口を保ったまま完全まばたきをすると、涙の分泌をより増やし、目に一層のうるおいを与えることができます。

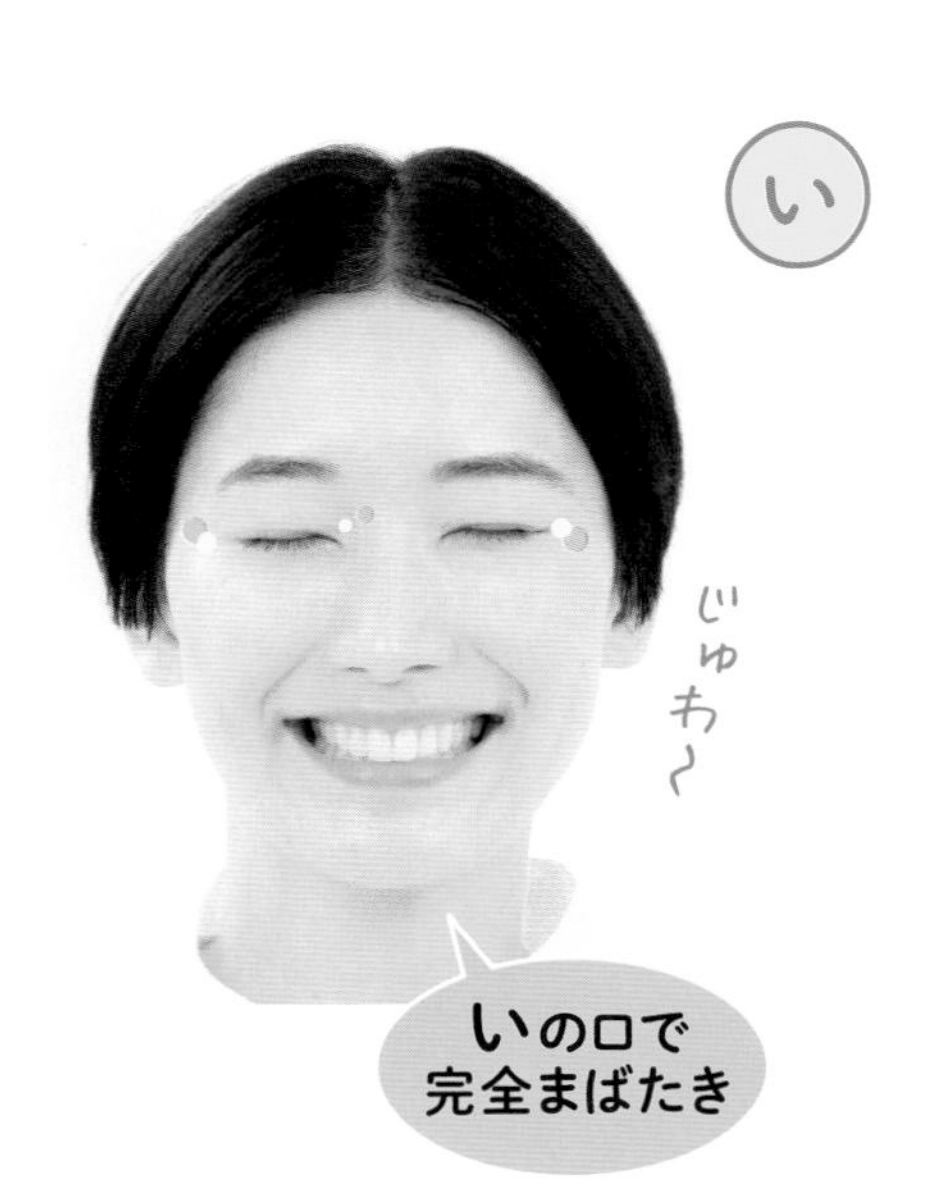

「呼吸」には涙液量を変える力がある

普段私たちが無意識でしている呼吸も、涙の量と関係しています。

腹式呼吸を3分間おこなうと、15分後に涙の量が50％増えたという研究結果があります。

腹式呼吸とは、大きく息を吸ってお腹をふくらませ、大きく息を吐いてお腹をへこませる、長くて深い呼吸。

腹式呼吸をすると、副交感神経が優位に働いてくれます。

この実験では、参加者20名の平均の**涙の量が2・7ミリから4・0ミリに増えた**そうです。

私もこの論文にならい、同様の**「鼻から4秒間吸い、口から6秒間吐く腹式呼吸×3分間」**を試してみました。

たしかに目がうるうるし、涙の量が0ミリから4ミリに増えました。

また2分間、まったく同一のやり方で腹式呼吸をおこなっても、ほぼ同等の数値が得られました。

正直なところ、3分間の腹式呼吸は長く感じるもの。ですから私は、心理的なハードルがより低い、**2分間の腹式呼吸**をおすすめします。

呼吸の仕方を少し意識するだけで、涙の量を増やし、よく見える目の下地を整えることができます。

あわただしいなかでも、気づいたときに腹式呼吸をしてみてください。

自分で「自分の視力」を確認する方法

長く・よく視る力「実用視力」については、自分でだいたいの程度を察することができます。

数値化は難しいですが、**「前よりよくなった（わるくなった）」**というような実感での比較はできるはずです。

そのような「自分自身の感覚」を大切にして、「実用視力の変化」の把握を習慣にしてみてください。視力の移り変わりを感じることは、完全まばたきを続けるモチベーションにもなります。

まず、6メートル以上遠くにあるものを、実用視力を把握する基準に定めます。

「6メートル」は、車がすれ違えるくらいの道路の幅。10歩前後、身長の3～4倍の距離にあたります。

それくらい離れたところにある壁のポスターの文字や柄、窓の外に見える看板の文字などを基準として定めます。

そして、それらを1日1回以上、気づいたときに見つめてください。判読できるか、鮮明にくっきり見えるか、毎日継続して確認するのです。

「じーっと見つづけても（10秒以上）、鮮明に見えつづけている」

「じーっと見つづけても、目が疲れない」

これらを自問して、自分の目の見え方がよくなっているか、わるくなっているか（変化がないか）確認してみてください。自分の実用視力を簡易的に知ることができます。


おすすめしたいのは、完全まばたきと、この「自分の視力」を確認する方法を同時に、日課としてスタートさせることです。

たとえば、日課にしてから1週間後。最初は見えなかったポスターの小さな文字が、「今日は読めた」という場合。

実用視力が向上している証拠です。

完全まばたきを続ければ、この実感を得られるはずです！

3章

これ以上、目をわるくしない！

ながらでできる視力防衛習慣⑩

「人は習慣によってつくられる」

これは古代ギリシャの哲学者・アリストテレスの言葉です。

眼科医として、習慣の重要性を噛みしめる瞬間があります。それは、患者さんから「治療中の点眼をし忘れた」と告白されるとき。

患者さんが治療方針を守れるかどうかについてはとくに緑内障の点眼で数多くの研究があり、「半分ぐらいの人しか、きっちり守れていない」と報告されています。

たとえ、それをしないと失明するとわかっていても、です。

このように、目新しいことは続けることが難しい。**だから毎日している習慣を、ちょっとした意識で視力にやさしい行動に変えてみる。**

これが「視力防衛習慣」です。今から紹介する10の視力防衛習慣を、1つからでも続けてみてください。

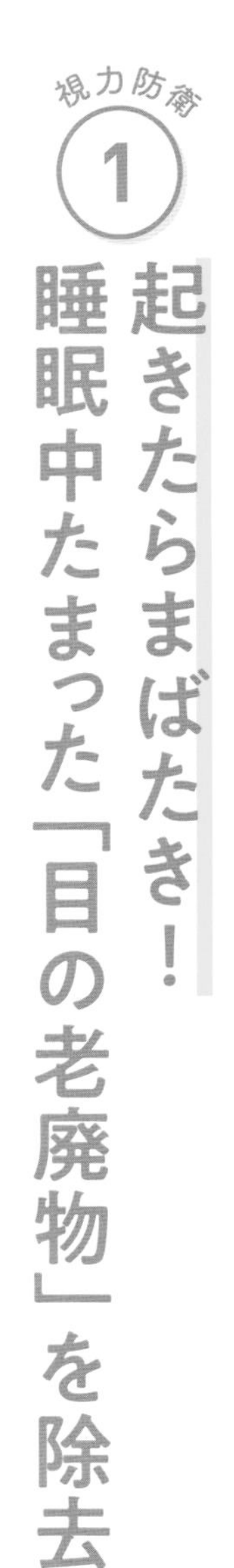

視力防衛 1 起きたらまばたき！ 睡眠中たまった「目の老廃物」を除去

まずは、**起床直後、意識的に完全まばたきをしましょう**。

寝ている数時間は基本的にまばたきをしていません。目やになどの老廃物がまぶたの下で滞留します。**粘膜の死骸、過剰に分泌された涙の油成分などが、目の表面にたまっているのです**。まばたきで取り除きましょう。

とくに、下まぶたを完全に下ろしきって眠っていない半目の人（白目が見える人）は、目やにが多くなる傾向があります。

睡眠中は涙の分泌が減り、まばたきもしないため、涙液交換もおこなわれません。そのため、睡眠中は、細菌や有害物質から目を守るために、殺菌消毒薬のような物質が出て、目を守ってくれています。

とはいえ、涙で洗い流されないので老廃物や汚染処理物質が目やにとなってたまり、目の表面が汚れます。

このままでは実用視力が下がり、角膜の病気になるおそれもあります。ですから、目覚めたら完全まばたきをしてこれらをお掃除しましょう。

半目で寝ている自覚がある人は、日中により意識して完全まばたきをしてください。まぶたが下まで下りる感覚を体に覚えさせていきましょう。

調査では4・6％の人が睡眠中半目でしたので、案外多いものです。

視力防衛 ②

「ヨコ洗顔」なら顔を洗いながら目がキレイ清潔になる!

洗顔時の一工夫で、まぶたの際を洗眼することができます。両まぶたをとじた状態で、人さし指と中指をそろえてまぶたの上に置き、**左右の方向に10回往復**させる。これが、**まぶた上で指をヨコに動かす「ヨコ洗顔」**です。

まぶたの際はなかなか意識しないと洗えません。でも洗わないと「目の老廃物」を滞留させたままになり、ドライアイや結膜炎などのやっかいな問題を引き起こす危険性があります。

少しでも汚れを減らすつもりで、洗顔ついでにまぶたの際も洗いましょう。普段、タテにごしごしする人は多いと思いますが、ヨコの動きも取り入れましょう。

このヨコ洗顔は、シャワーでお湯を浴びながらするとより効きます。浴室内の湿気で目が自然にうるおったあと、とじたまぶたの上にシャワーでお湯をかけながらやってみましょう。シャワーの適度な水圧による刺激も手伝い、まぶたの中の油を、効率よく溶かして流せます。

湯温は40度以下、時間は30秒~1分ほどで十分です。シャワーの水圧を賢く借りるヨコ洗顔を、私は**「目シャワー」**と呼んでいます。

目シャワーを習慣化すれば、マイボーム腺をふさぐマイボーム腺機能不全も予防・改善できます。

とくに高齢になるほど目の汚れがまぶたにこびりつきがちなので、朝夕の洗顔時、まぶた際の洗浄も意識してみてください。

洗顔剤が目に入らないように、また眼球を強く押さないようにやさしくヨコ洗顔しましょう。

洗顔ついでにまぶたが洗える「ヨコ洗顔」

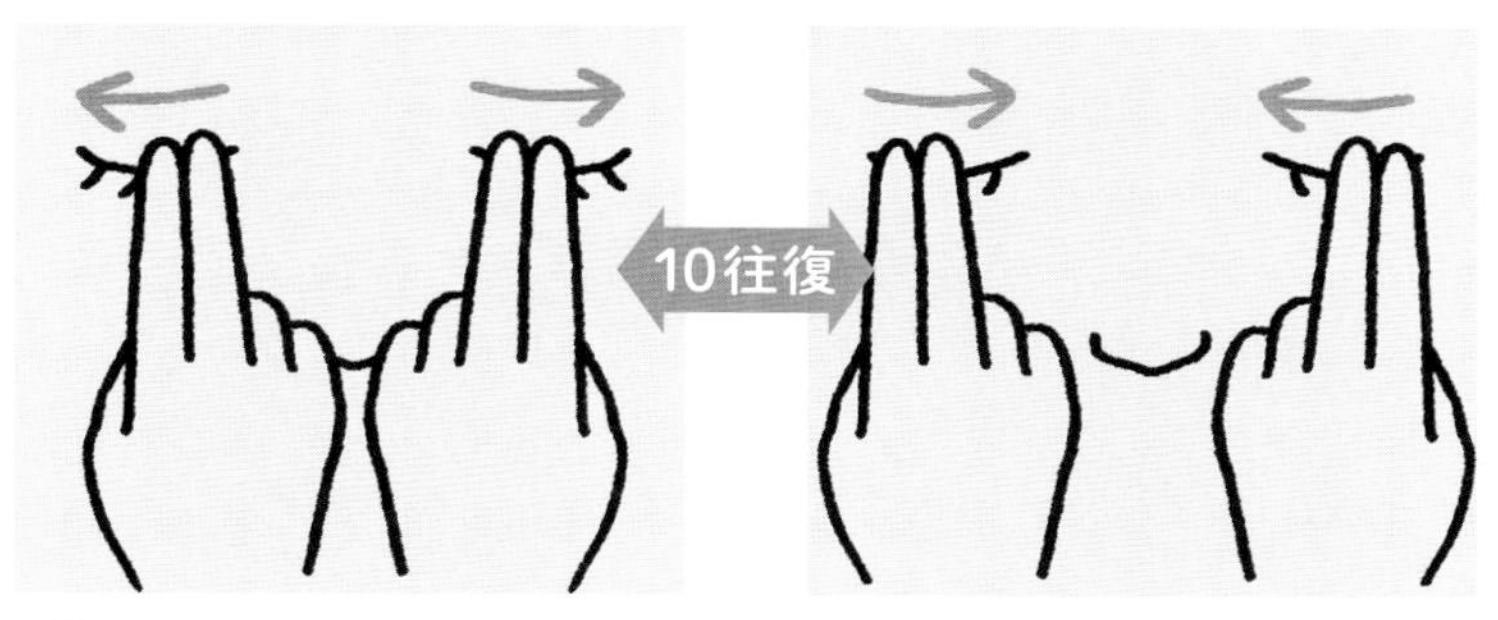

① 目をとじた状態で人さし指と中指をまぶたの上に

② 左右に10往復させる

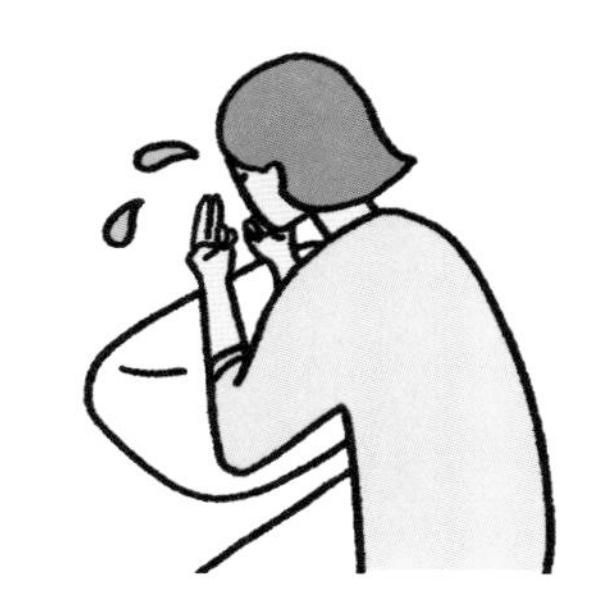

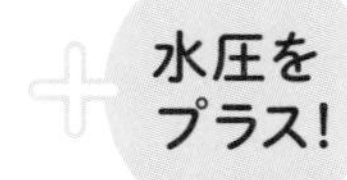

シャワーを浴びながらやる「目シャワー」なら効果アップ！

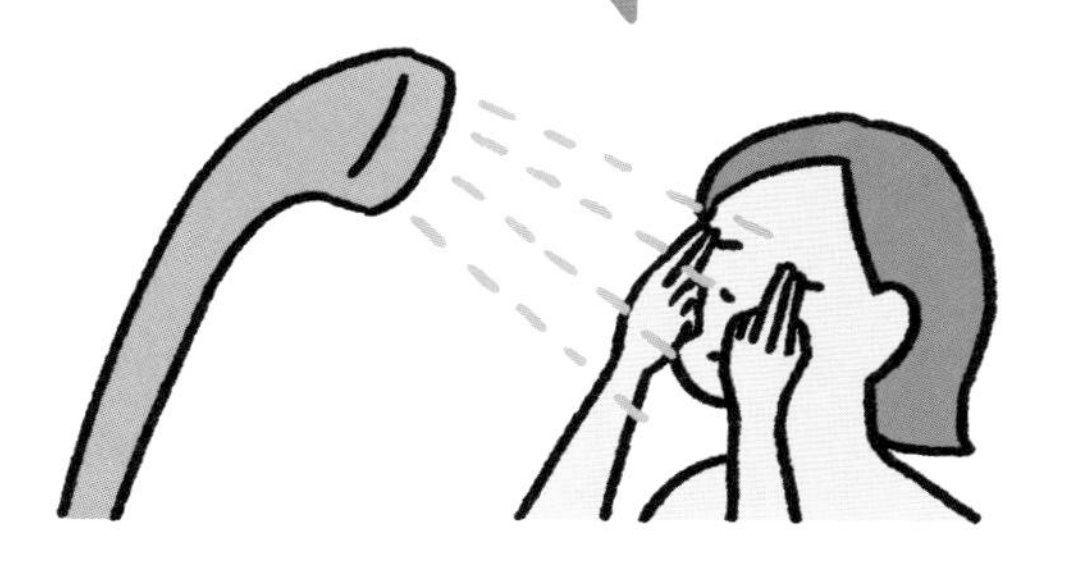

視力防衛 3

目を守るスクリーンの見方。位置は「少し下」、「肘の長さ」離して見て

パソコンやスマホの画面は、**目線より少し下**になるよう設置するのが正解です。

視線がおのずと下向きになり、**疲れ目やドライアイを防げます**。

目線が上向きだと、頭をもち上げようとして首に負担をかけ、目を通常より大きく開き、すぐに疲れてしまいます。目も乾きやすいです。

画面の位置は、「少し下」が正解。

画面と目は**40センチ以上（指先から肘までと同じくらいの長さ）**、離しましょう。

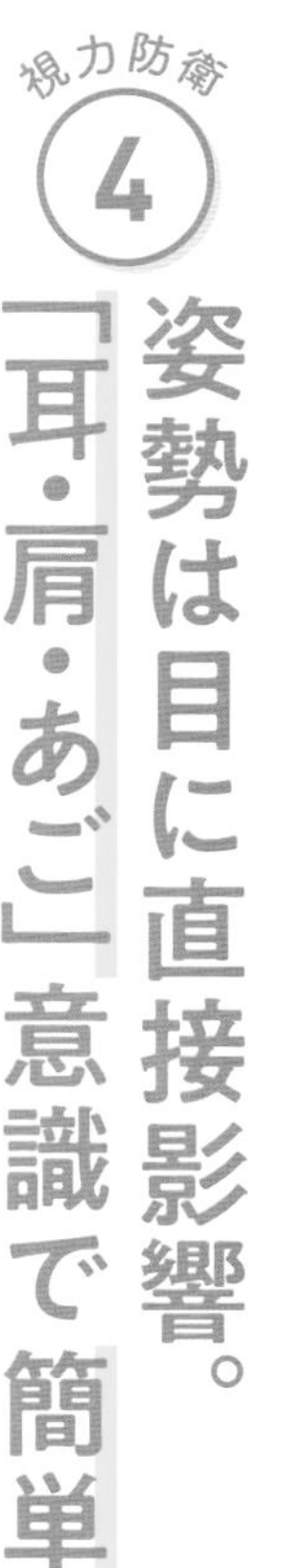

視力防衛 4

姿勢は目に直接影響。「耳・肩・あご」意識で簡単・いい姿勢

机で読書やパソコン作業など座業をするとき、次を意識しましょう。

①耳の穴と肩の中央が、地面と垂直な線上にあること

②肘から先が、地面と水平であること

仕上げは、あご。あごを引きすぎると首が丸まり、本や画面と目が近くなりがちです。

また、首のうしろに過度の負担がかかり、肩こりのほか、頭痛や眼精疲労を招きかねません。これは、**首のうしろの筋肉と、目のピントを合わせる筋肉はともに自律神経の影響を受けていて、片方が緊張すると、もう片方も緊張するから。**

スマホを見るとき、あごの引きすぎに注意しましょう。

常日頃の姿勢が座ったときに現れるので、立っているときでも、気づいたら耳・肩のラインが地面と垂直か、あごを引きすぎて首が丸まっていないかチェックしましょう。

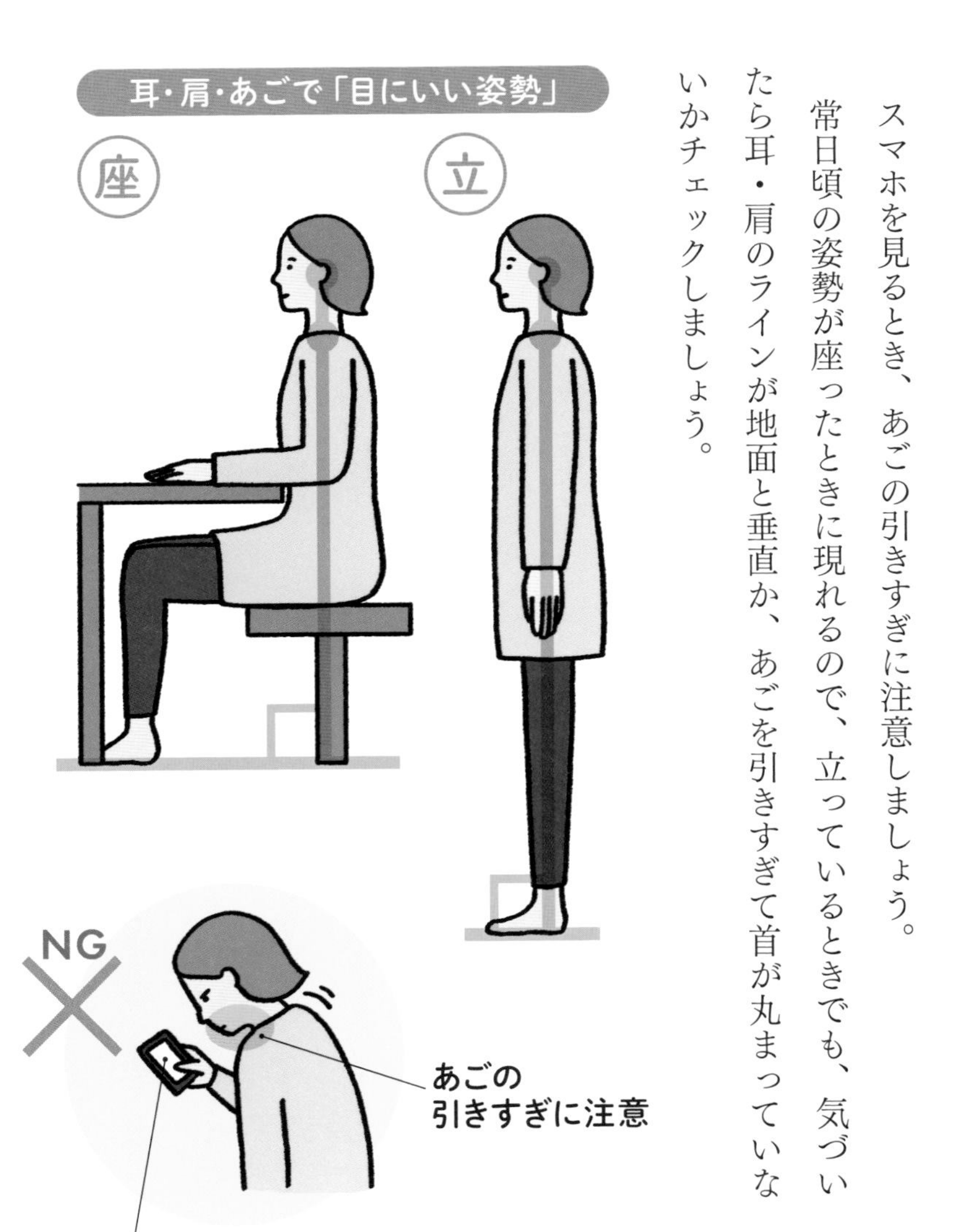

視力防衛 5

屋外で「バイオレットライト」を目に吸収！近視を抑える効果があります

浴びるだけで近視の進行が抑えられる自然界の光、それが**「バイオレットライト」**です。（紫外線ではありません！）

バイオレットライトは、自然光に含まれる可視光線の一つ。日光中に多く存在する一方、人工的な光にはあまり含まれません。

このバイオレットライトが眼軸の伸長を抑え、近視の進行を食い止める事実が、2017年、慶大の研究でわかりました。屋外で陽の光を浴びるだけで、目にバイオレットライトを吸収できます。

実際、政策として外気浴を推進する地域が出てきています。

台湾の学校では、子どもたちに照度計をつけ、外遊びの時間を計って近視を防ごうとしています。

オーストラリアは「外でのランチ」を国レベルで推奨しています。シンガポールは「週末の公園遊び」に対しおもちゃ券を配っています。このように近視対策として外遊びや外気浴を推奨するところが増加中。動物実験や13～18歳の人間を対象とした実験でも、近視抑制の顕著な結果が出ています。

とはいえ、「外で過ごす時間を捻出しなければ」と堅苦しくとらえなくてOK。屋外にいるだけで、バイオレットライトは目に飛び込んできます。通勤・通学で外を歩く時間を増やしたり、庭やベランダで過ごす時間を多くしたり、外食のときは日の当たるテラス席を選んだり。

ありがたいことに、**曇天でも夕方でも、バイオレットライトはふんだんに降り注いでいます**。目が未完成の20歳未満の人はもちろん、大人もバイオレットライトを目に取り込むことをおすすめします。**1日30分でもよいので屋外で過ごすこと**。室内の窓ガラスはバイオレットライトをカットしてしまうので、外に出ましょう。

理想は、メガネやコンタクトレンズも外すこと。それらの素材もたいてい、バイオレットライトを遮断する仕様です。

現代人は、人工的なブルーライトを多く浴びるようになりました。それに反比例するように、バイオレットライトを浴びる量は激減。だからこそ、近視が増えている現状があります。

今日から外に出る時間を増やし、日光の恩恵を受けましょう。とくに眼軸の長さが変わる時期にあるお子さんには、外遊びをうんとさせてあげてください。

視力防衛 6

「遠くを見る」は目にいい！ 近業後は世界の眼科医が唱える「20×3ルール」

「読書や勉強、デスクワークなどで近いところを20分見たら、20秒、20フィート（約6メートル）以上遠くを見よう」

英語圏を中心に提唱されるのが、この「20×3ルール」です。

目から30センチ以内の範囲を30分以上見つづけると、近視が進行しかねません。

近くを見つづけると、目のピントを調節する筋肉・毛様体筋が緊張し

ピント調節筋「毛様体筋」

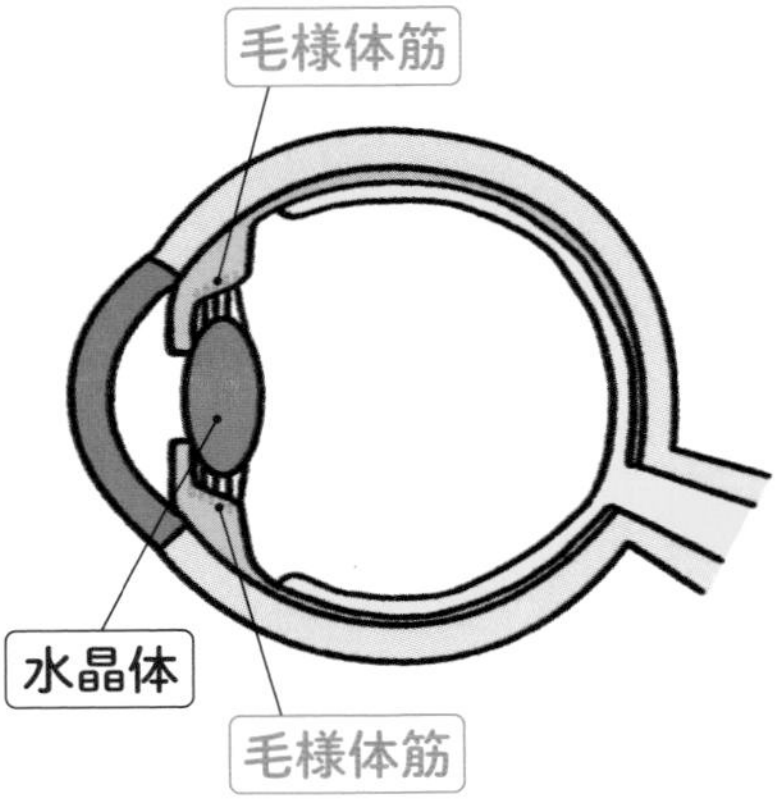

て張り詰めたままになります。そんなふうに毛様体筋に負担がずっとかかると、目はだんだん次のように判断します。

「近くを見ることに適した目になったほうが楽だ」

すると、近視が静かに進むことに。

ですから作業の合間に近くから目を離し、6メートル以上遠くを見て、毛様体筋の緊張をゆるめましょう。

「近業に集中すると、**1分間のまばたきが3分の1に減る**」という研究結果もあります。「20×3ルール」で、まばたきの回数も通常に戻せます。

杓子定規に「20分に1回」と根を詰めなくて大丈夫。「1時間ごとに1分」でもOKです。意識的な小休止で、視力を防衛しましょう。

毛様体筋のストレッチが目的なので、眺める景色の美しさにこだわる必要はナシ。また、眺める先が遠いほどよいわけでもありません。目にとって6メートル以上は無限遠と同じようなもの、ととらえてください。

視力防衛 7

2秒の「極深まばたき」で目の疲れリセット。1時間1回を目安に

デスクワーカーなどスクリーンを長時間見る人に実践してほしいのが、目の疲れをリセットする**「極深まばたき」**です。

極深まばたきの特徴は、完全まばたきより長い時間、まぶたをしっかり下ろすこと。完全まばたきは0・5〜1秒ですが、**極深まばたきは2秒。**

極深まばたきは、若い人にとくにおすすめです。**目の網膜が薄い人（年配の人）より、厚い人（若い人）のほうが目が疲れやすい**からです。

イメージと真逆に思えるかもしれませんが、この事実については私が2019年に発表した論文のなかで言及しています。

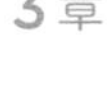

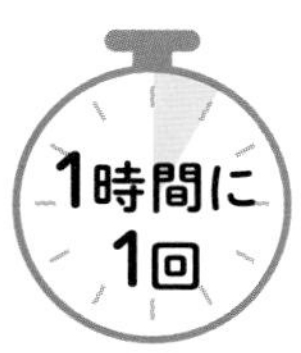

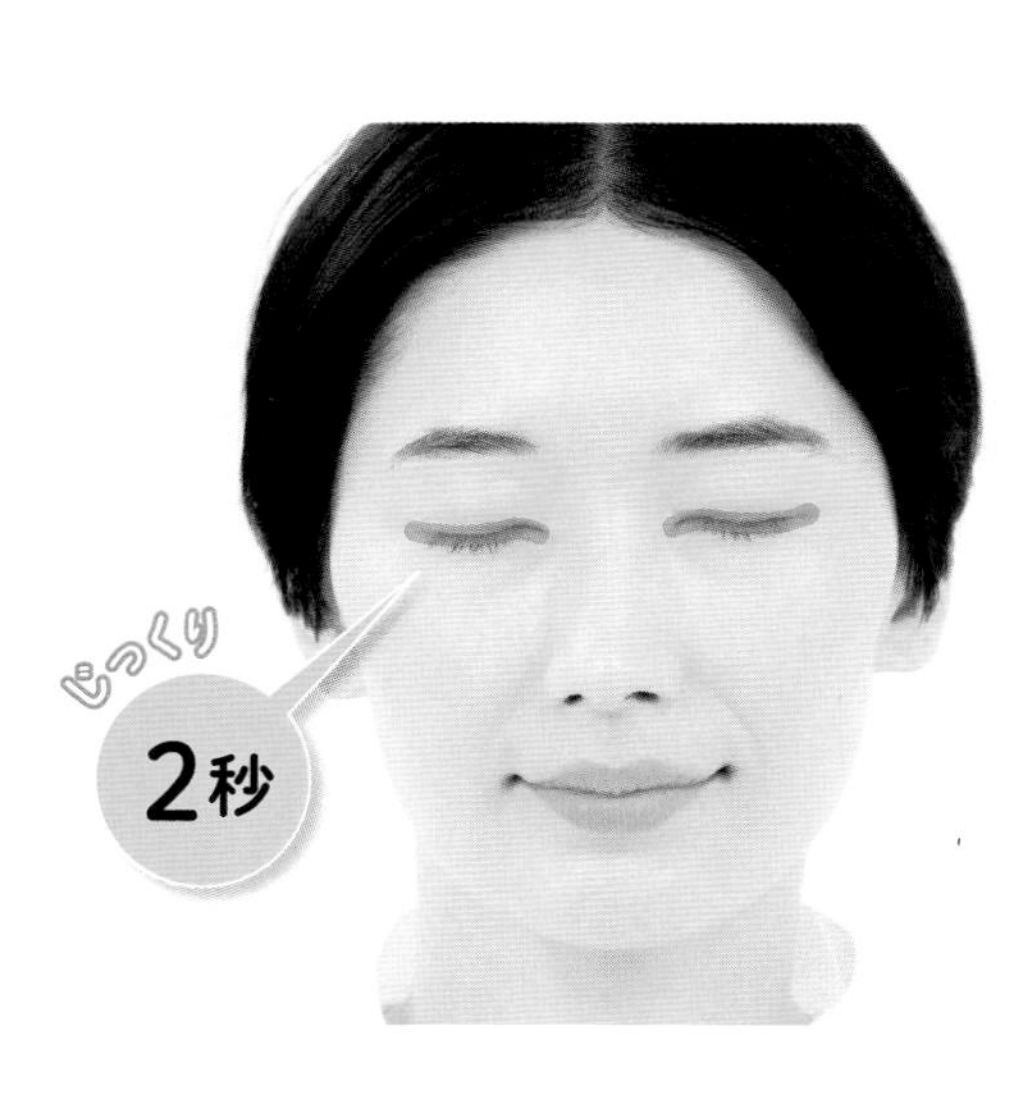

一般的に、全身の筋肉については「若い人ほど筋力に富み、疲れにくい」傾向があります。でも、目の網膜では逆転!

若い人は網膜が厚くて感度がよく、目の透明度も高いぶん、光によるまぶしさから痛みや不快感が出やすい傾向があります。

また、動画や細かい文字を見る機会も多く、目を酷使しがちです。

「若い人ほど目は疲れやすい」のです。

視力防衛 8

老眼に効果的！眼精疲労もいやす「目ほぐし」

完全まばたきは老眼にも有効だと書きましたが、さらにもう1つ、老眼の発症時期や進み具合を遅くする**「目ほぐし」**もお伝えします。

近くと遠く、ピントの位置を変えることで、毛様体筋を自力で伸び縮みさせて、ピント調節力を鍛えられます。

この「目ほぐし」の効果は、日本で立証されたもの。**「40〜58歳の人の老眼症状を軽減する効果あり」**と、2021年の慶大の実験でわかりました。60代以上でも効果は期待できます。

さらに、20〜30代の人にとっても目の疲れをほぐす「目のストレッチ」

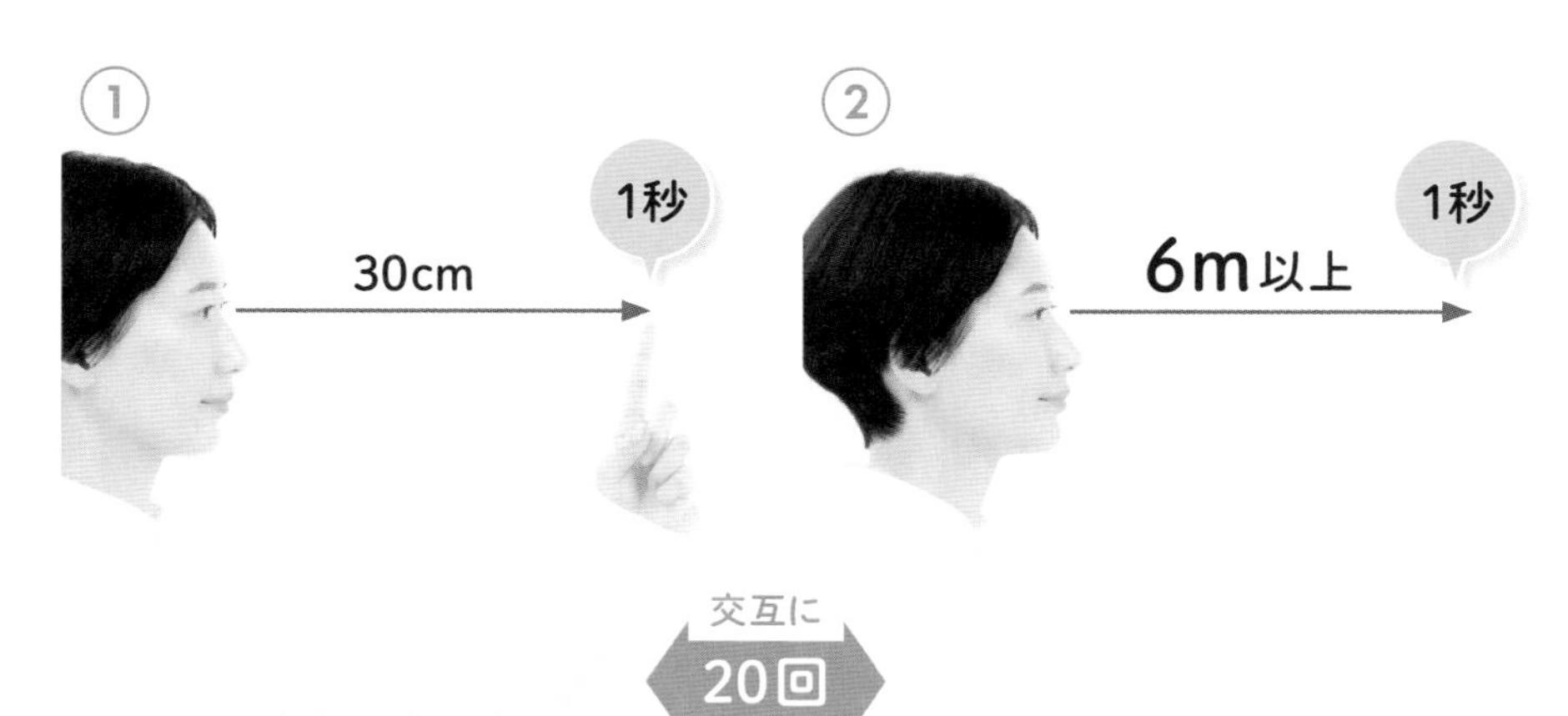

目ほぐしのやり方

❶利き手の人さし指を目から約３０ｃｍのところに置き、指先を１～２秒見る
❷６ｍ以上遠くを１～２秒見る

になります。

私たちは、長時間の手元の作業などで、毛様体筋を酷使しています。

この「目ほぐし」をすることで、毛様体筋のこりや疲労を軽減し、眼精疲労を遠ざけられます。

眼精疲労は、慢性的な頭痛や肩こりにもつながります。こまめに解消していきましょう。

指でなくても目ほぐしは可能です。たとえば通勤中、電車の中で「近く」と「窓の外の景色」を交互に見ることでも目をほぐせます。

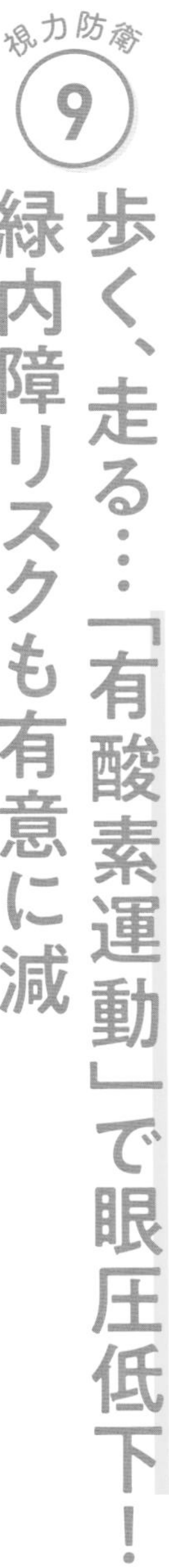

視力防衛 9

歩く、走る…「有酸素運動」で眼圧低下！緑内障リスクも有意に減

適度な有酸素運動（ウォーキング、ジョギング、サイクリングなど）が、目にもよい影響を与えることが証明されています。

効果の1つ目は、**眼圧を下げること**。緑内障の発症を遠ざける効果が期待できます。

有酸素運動は副交感神経を活発にし、ストレスを緩和します。副交感神経が優位になると、房水の排出量が増え、眼圧はおのずと下がって、緑内障も発症しにくくなります。

アメリカのジョンズ・ホプキンス大学が2019年に1141人の緑内障

患者に実施した研究でこの事実が判明しました。患者の1日の運動量や歩数と緑内障の重症度を表す視野狭窄（きょうさく）の程度を調べた結果、**運動量（歩数）が多く、安静時間が少ないほうが緑内障が進行しませんでした**。

1日約5000歩ウォーキングを増やすと、緑内障の進行防止効果が期待できるとされています。

2つ目は**涙を増やす**効果です。

カナダ・ウォータールー大学などの研究チームによると、**有酸素運動をすることで、涙液量と涙液層の安定性が向上したそうです**。

3つ目は、水晶体が白く濁って視力が低下する**白内障の予防**。「毎日2時間、早歩き程度の運動をする人は、しない人に比べて白内障の発症率が低い」という研究結果があります。

4つ目は**視神経と網膜を守る効果**です。有酸素運動で脳由来神経栄養因子（BDNF）が脳や網膜で作られ、視神経や目の希少細胞がダメージから保護されるという実験結果が報告されています。

運動すると作られるBDNFの効果は最近盛んに研究されていて、目や認知機能、それに精神機能によい影響があり、アンチエイジングにつながることがわかっています。

まずは歩くことから始めましょう。**肘を軽く曲げ、よく振って歩く**と上半身が回旋しやすくなり、運動効果が上がります。

バーベル上げやダンベル、筋トレなど短時間に大きな力を発揮する無酸素運動の場合、眼圧は上がりやすくなります。気になる人は、有酸素運動に切り替えることをおすすめします。

視力防衛
⑩

光は「色」を意識して。夕方以降スクリーンとの一番いいつきあい方

パソコンやスマホのスクリーン（画面）は、光量を下げるのが目にやさしい選択。**明るいよりも暗いほうが目への刺激を低減できます**。ブルーライトを遮断するシートやメガネの利用でも、同様の効果を得られます。

夜にデジタル機器のスクリーンを見つづけると、睡眠ホルモンの分泌が減り、眠りが浅くなるなど睡眠の質が低下します。視力防衛と良質な睡眠のために、暗めの画面、もしくはブルーライトの遮断を選びましょう。

理想は、**寝る前2時間はスクリーンを見ない**、です。

できれば、照明も見直しを。目へのやさしさの順位は、①白熱球、②蛍

光灯、③安価なＬＥＤ、です。

ＬＥＤはブルーライトを多く発する点、蛍光灯は〝ちらつき〟が危惧されます。「蛍光灯は１秒間に１００〜１２０回点滅するため、目や脳に負担をかける」という指摘があります。

とはいえ、なかなか照明をすぐに変えるのは難しいと思いますので、**「白色ＬＥＤを直視しない」**こと、夜は極力控える**（つけている時間を減らす）**ことから意識してみてください。

一部の人は白色ＬＥＤをとてもまぶしく不快に感じ、頭痛や気分がわるくなることさえあります。

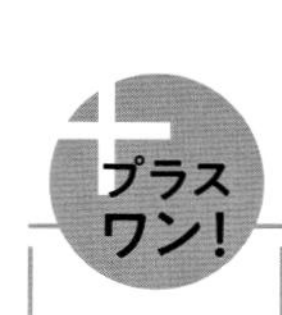

目と脳に直効！「いつもとちがうこと」

普段の生活環境をバリエーションに富んだ内容にする「環境エンリッチメント」によって涙が増えるという実験結果が、2019年に慶大から発表されました。

環境エンリッチメントとは、「食事メニューや食器にバリエーションをもたせる」「インテリアを変える」「BGMや装飾品を変える」「通勤方法や経路を変えてみる」といったことで脳に刺激を与える方法です。

涙の量が増える以外にもストレス耐性がついたり、認知機能が上がったりする効果があります。

「普段と違うこと」もやってみる価値、大ありなのです！

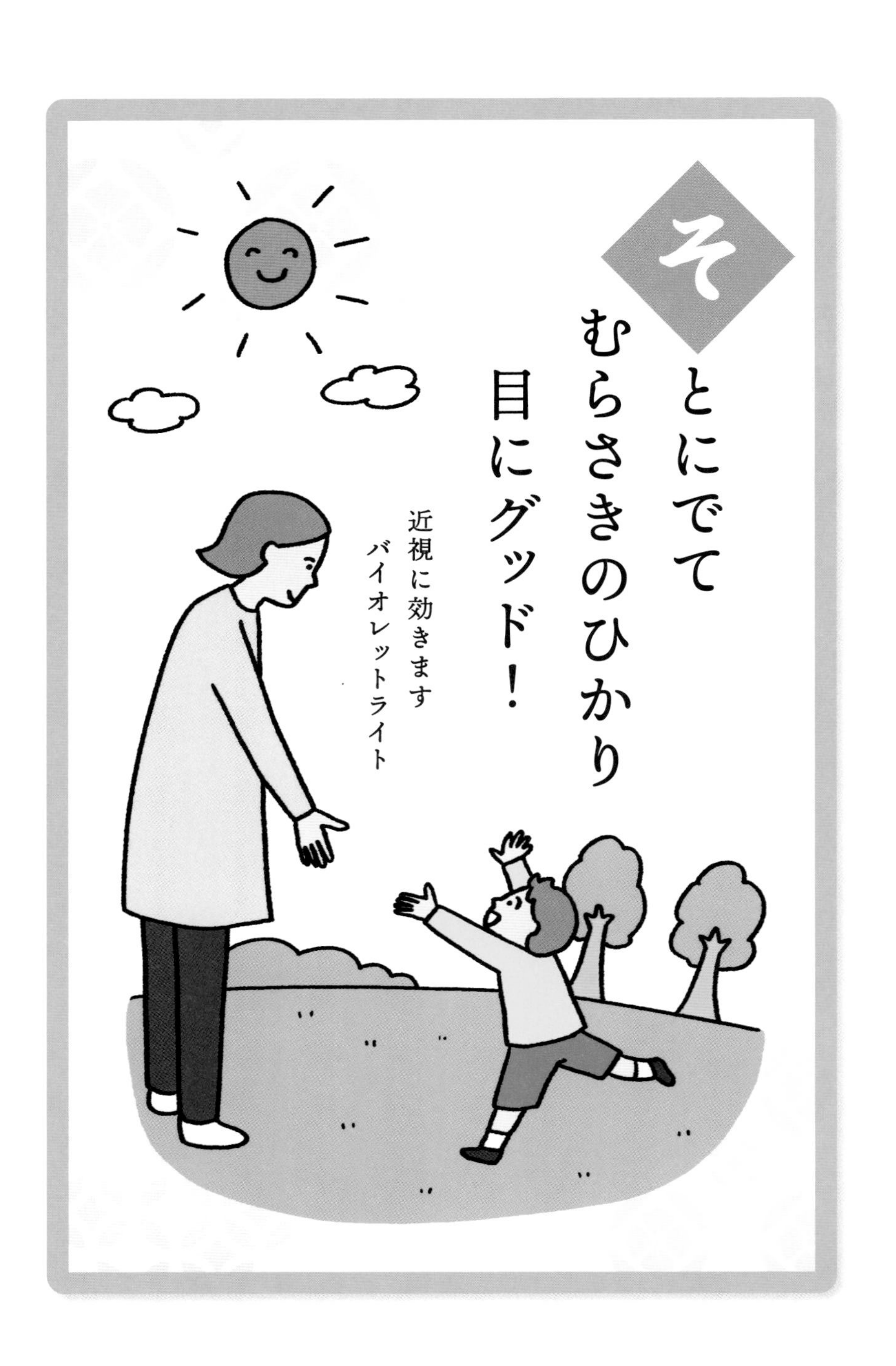
そ
とにでて
むらさきのひかり
目にグッド！
近視に効きます
バイオレットライト

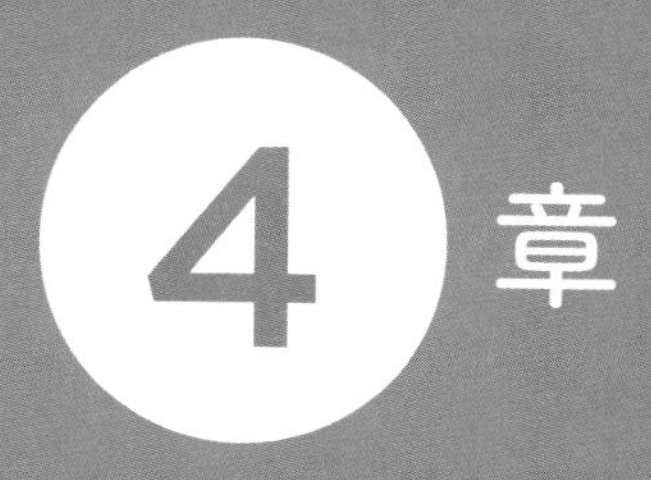

4章

やってはいけない！
じつは目によくない NG6習慣

NG 1

「水」で目を洗うと眼球表面の保護層が壊れる

何気なくやっているけれど、じつは目によくない――そんなNG習慣もお伝えします。

まずは「目洗い」。あなたは目を、水道水で洗っていませんか?

目を水で洗うと、涙の基礎分泌の層が壊されます。目に一番よいうるおいは、自分の涙です。

目の表面の層は、油層、水層、ムチン層の3層におのずと整う仕組みになっています。

そこに水道水を加えると、せっかくの秩序が壊れ、涙の質が落ちることに。ごみを除けたとしても、目に悪影響をおよぼしてしまいます。

実際、日本眼科医会は2008年から、プール後の洗眼とゴーグル使用について、こんな見解を出しています。

「プールではゴーグル使用が望ましい。またプール後の水道水による簡単な洗眼はおこなってよいが、積極的に推奨するものではない」

慶大の実験では、プールの水や水道水に含まれる塩素により目の表面のムチンが有意に減少し、角膜上皮（黒目の最表面）のバリア機能が障害されることが明らかになりました。

つまり、水で目を洗うと**目の表面の保護機能が破壊される危険性が高い**のです。

目にいいのは自分の涙。応急処置的に異物を取り除く以外は、まばたきや市販の目薬をお使いください。

NG 2

「横になってスマホ」、これがスクリーンと目が最接近する姿勢

夜、明かりを落とした部屋で横になったまま、スマホ画面に見入っていませんか。

そんな**寝転びスマホ**の姿勢は危険です。

もっとも危惧されるのは、近視が進むこと。**寝転びスマホだと、座ってスマホを操作するときよりも、目と画面の距離がぐんと縮まる**からです。

実際、慶大が2017年に実施した実験で、「目と画面の距離は、座りスマホは平均20センチ。寝転びスマホの姿勢は平均16センチで（適正距離は30〜40センチ）、もっとも近くなる」というデータを得ました。

横になってスマホを腕で支える姿勢は、疲れるもの。無意識のうちにスマホが顔に近づくのでしょう。

「光源を直視する」という意味では、**スマホ由来のブルーライトは強烈な影響力を持っています**。スマホという光源を手元で眺めるのは、人類史上初。目には防御する機能が備わっていません。

加えて、暗い部屋で見ている点も心配です。暗いところでものを見るとき。**目は、より多くの光を集めようとするため、瞳孔が大きくなります**。瞳孔が大きくなっている状態でブルーライトに接すると、明るいところにいるときより甚大な影響を受けてしまいます。

つい長く見てしまうのがスマホの特徴。ベッドに入ったらスクリーンは見ないのが賢明です。

NG ❸ 角膜を傷つける「前髪」、マイボーム腺を詰まらせる「目玉メイク」

うっかり目を傷つけないための注意ポイントを、２つお伝えします。

「知らず知らずのうちに、やっていた」という人も多いかもしれません。


１つ目は、**前髪の長さ**です。

角膜の表面・角膜上皮には、傷を自己修復する力があります。とはいえ、**髪の毛の先が頻繁に当たりつづけると、損傷を受け、目の表面からなめらかさを失いかねません**。

「毛先が目に当たらない長さ」を保つか、前髪が目にかからないようにするのが目にはやさしいスタイルです。

2つ目は、**目のまわりの化粧**です。

まぶたの皮膚の範囲を超え、目の内部の粘膜近くにまで化粧品を塗る人がいます。すると**化粧品の粉が、まぶたの際にあるマイボーム腺を詰まらせたり、ふさいだりしてしまいます**。

マイボーム腺からの油の分泌が悪化すると涙の質も落ちますし、化粧品の粉が目に入ると眼球を傷つけかねません。

まつ毛エクステやアイメイクをしすぎて角膜を痛めることもあるので気をつけましょう。

異物が目に入ったと感じたとき。通常は、時間が経てば、下まぶたの縁から、自然に排出されます。

でもどうしても気になるなら、**目尻に異物を寄せるよう意識し、ごみが入った目を下側にして、ぱちぱちまばたきする**と排出されます（ごみが目

目にごみが入ったら顔を傾けてまばたき

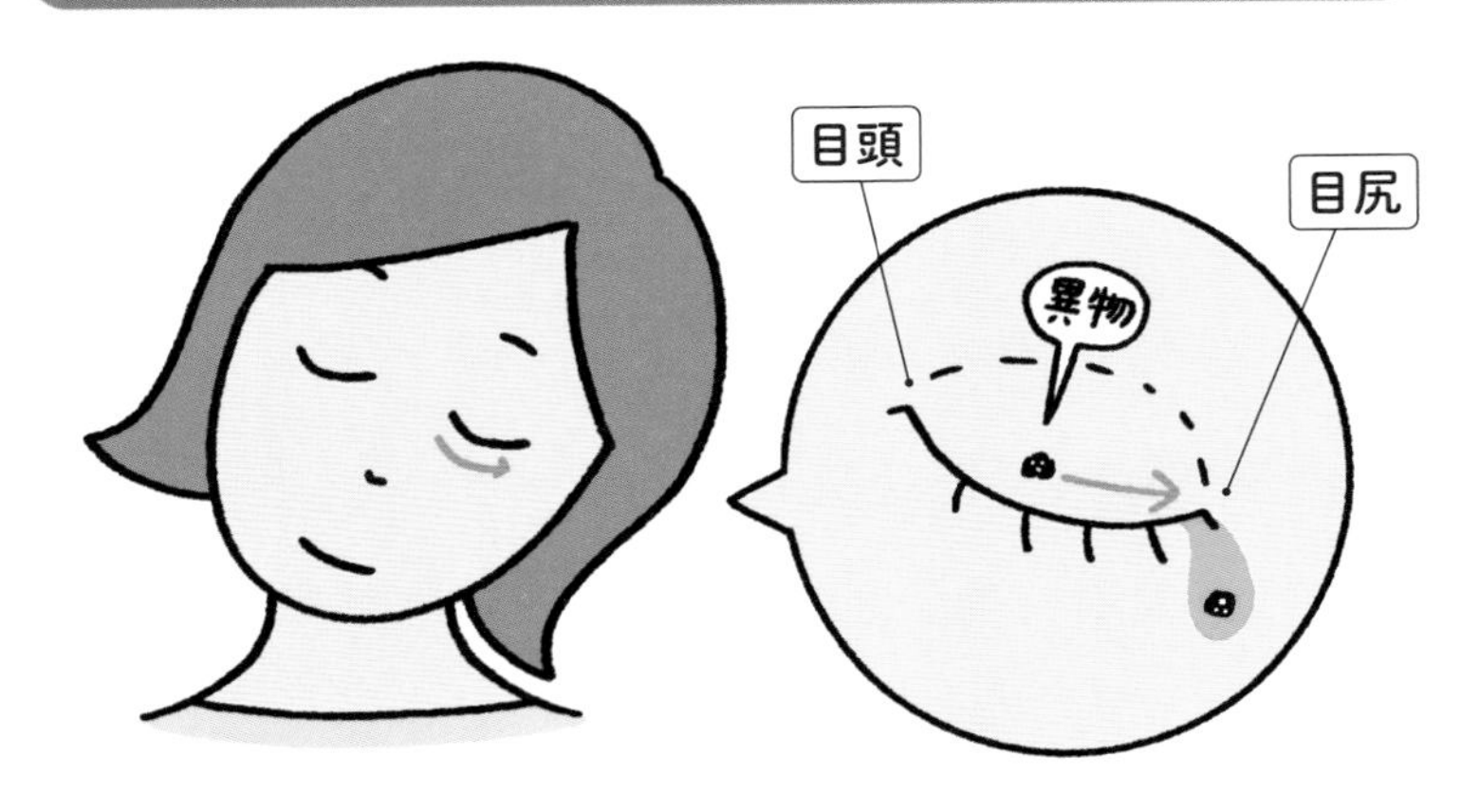

頭に寄ると、もう片方の目に移動することも)。

水で目を洗う前に、ぜひ試してみてください。

NG 4 「頭」を下げると眼圧が上がる。視神経を圧迫する悪姿勢

日常生活のなかで、眼圧が高くなりやすい瞬間があります。

ネクタイをきつく締めすぎたとき。

重たい荷物を持つなど、力んで頭に血がのぼるようなことをしたとき。

さらに、頭を下にしたときも要注意です。

眼圧は、頭の位置が下がるだけで、上がります。

２０１８年の韓国の研究で、**「うつむいてスマホを見るだけで眼圧が３㎜Hg（水銀柱ミリメートル）上がった」**というデータもあります。㎜Hgは圧力を表す単位です。

「ヨガで『下向きの犬のポーズ』をすると緑内障が深刻化する」、そんな報告もあります。

ヨガ自体は副交感神経を優位にしてくれるのですが、眼圧が心配な人は長時間の下向きポーズはさけたほうが無難です。

頭を下げると頸部（首）の静脈の圧が上がり、目の静脈圧も上昇。すると房水が排出されにくくなり、眼圧上昇につながります。

すでに眼圧が高い人や、緑内障を遠ざけたい人は、頭をなるべく下げないようにしましょう。

眼圧を上げない安全な姿勢の一つが**「椅子に座り、前を向く姿勢」**。眼科医が診察室で、目を直接診察するときの姿勢です。

そこから頭を少しずつ下げていくと、眼圧は高くなっていきます。

眼圧も重力の影響を受けやすいという原則を覚えておいてください。

NG 5 目はこするほどかゆくなる。かゆくなったら「ぱっちんまばたき」

目がかゆくて、目をこすってしまった……。そんな経験は、誰にでもあるでしょう。

目のかゆみは皮膚のかゆみと同じで、かけばかくほど、かゆくなります。原因は、**細胞から分泌されるヒスタミン**というかゆみ物質。かくほどにヒスタミンが出てかゆくなる仕組みです。

だから、理想はかかないこと。かかずにまばたきをして、かゆみのもとやごみを目から洗い流すだけでも、症状はかなりおさまります。

かゆくなったら、**ぱっちんまばたき**がおすすめ。上下のまぶたを強くくっつけることを意識しながら、連続して5回ほど、しっかりとまばたきしましょう。完全まばたきよりも、よりうるおいを感じるはずです。

涙が分泌されたらティッシュで拭き取ります。両目の目頭や目尻に〝かゆみのもと〟であるごみや異物がたまるので、取り去ってください。

花粉症の季節はとくに、ぱっちんまばたきがおすすめです。

ぱっちんまばたきのやり方

①
少し
力を入れて…
ん〜
目がかゆくなったとき
オススメです！
②
パッ！
①②を
5回ほど
くり返す

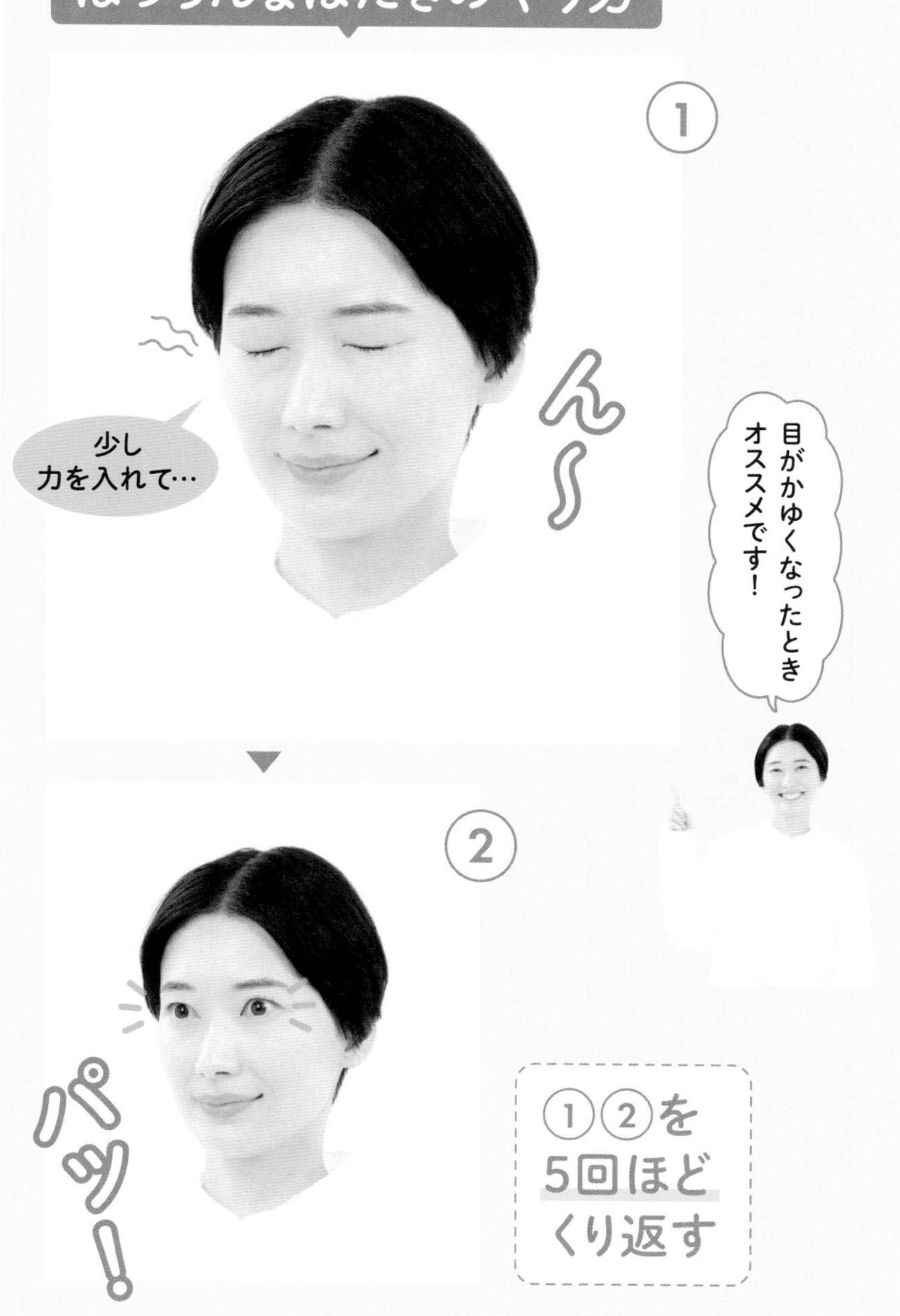

NG 6

部屋を明るくして寝るなら「光源」は足もと。目はとても敏感

昼間は光を浴び、夜は暗いところで休む。

人体の臓器は、この概日（がいじつ）リズムで機能を発揮できるようにつくられています。この循環が乱れると、心身の不調につながります。

たとえば夜、十分な暗さのところで眠れない場合。翌日の疲労感や倦怠感に加え、長期的に見ると免疫力の低下や肥満、生活習慣病の発症などの健康問題を招きかねません。がんになりやすくなるとの指摘もあります。

理想的な睡眠環境は、光がささない真っ暗な状態です。

寝室に、豆電球などが点いている場合。睡眠中の目によくない刺激を与

えてしまいます。

なぜなら、まぶたの皮膚は非常に薄く、目をとじても真っ暗にはならないから。上下のまぶたのわずかなすきまから、光が差し込むことも。すると寝不足で涙が減り、ドライアイが悪化しかねません。

明かりを完全に消せない場合は、光源を目元から離したり、足元を照らすフットライトを活用するなどしてください。

「光源」は顔から離そう

お子さんの睡眠環境には、とくに配慮してほしいと思います。子どもの目はあらゆる刺激に敏感です。

照明はもちろん、テレビやパソコンなどをつけっ放しにしたままでは、脳が興奮してしまい、スムーズな入眠と目の休息は望めません。

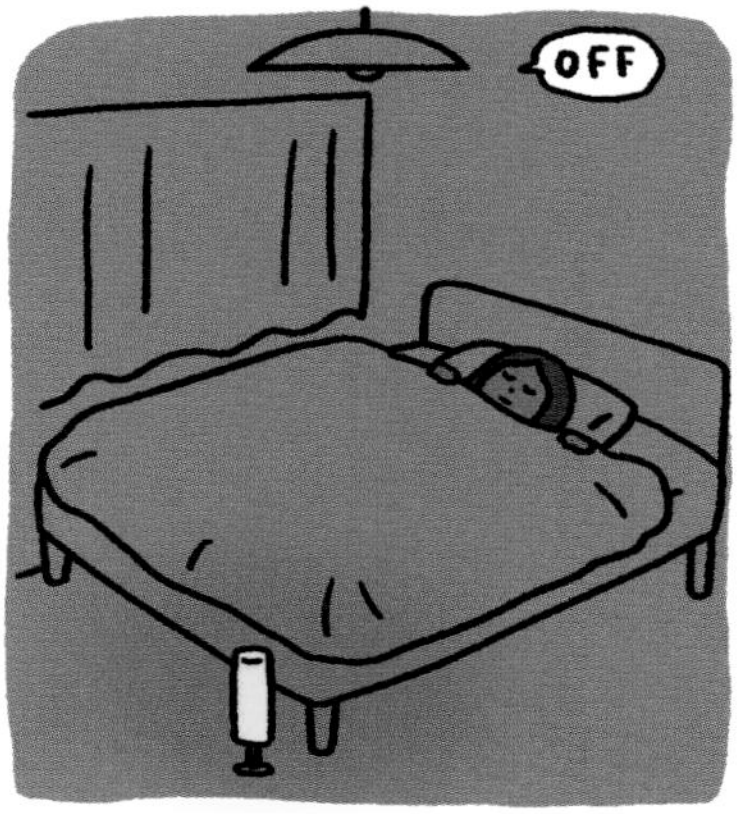

目守りQ&A

Q スマホの色味を落とすのは効果がありますか？

A 視力防衛効果が大きいので、強くおすすめします

目への刺激や負担を、かなりの程度まで減らせます。スマホの画面の色味（明るさ）は、手動で調節ができます。「ナイトモード」「おやすみモード」など、夜になると色味を自動で抑えてくれる機能（アプリ）もあります。

ブルーライトカット機能のあるメガネをかけるのでも同じ効果が得られます。

ただし、ブルーライトカットの効果はじつは個人差が大きいです。なぜなら、ブルーライトへの反応にそもそも個人差があるから。

これは遺伝子で決まっているようで、自分のブルーライトに対する反応を確かめるためにも、手軽なブルーライトカットメガネで試してみることをおすすめします。

スマホ時間が長すぎると、目のピントが合わせづらくなるほか、ドライアイになったり、頭痛や肩こり、腰痛など、全身に予期せぬ症状が出ることがあります。不安やイライラ、抑うつ状態になることも。

それらの不調を総称して「VDT症候群」といいます。

目から全身の不調が引き起こされることもあるので、スマホとのつきあい方をぜひ振り返ることをおすすめします。

Q 子どもがテレビを近くで見るのが心配です。目への影響は？　止めるいい方法は？

A 近視を招く危険性があるので、テーブルを置くなどの工夫を

テレビにかぎらず、至近距離でものを見つづける習慣は、近視を招きかねません。目は、適応力が高い器官。**「近くをラクに見るなら、近視のほうが好都合」**と判断し、近視になっていきます。つまり遠くよりも、近くでピントを合わせることが得意になっていくわけです。

またテレビの画面から放たれる光は目を非常に疲れさせ、ドライアイの悪化や精神的な疲れまで招きます。

テレビを見るときは、**2メートル以上離れる**ことが基本。

とはいえ幼いお子さんの場合。興味本位でテレビに近づいて見ようとす

るのは、ある意味仕方のないこと。テレビの前にテーブルやベビーガード（安全柵）を設けるなどの工夫をおすすめします。

小学生以上のお子さんには、次のような言い回しで、近くでものを見つづけると眼軸が伸びて一生戻らないことを教えてあげてください。「目玉が伸びて、遠くのものがはっきり見えなくなるよ。目玉は、1回伸びるともとには戻らないんだよ」

Q 緑内障など目の病気が心配です。避けるべきことは？

A 過度な飲酒癖や喫煙習慣があるなら、やめましょう

飲酒は、体内に炎症反応を引き起こします。その結果、**網膜の表面を覆う厚さわずか0・1～0・4ミリの網膜神経線維が薄くなり、視力低下に至**

ることも。

また、この網膜神経線維が集まって束になったものが視神経で、それが死んでしまう病気こそが緑内障です。網膜神経線維が薄くなるとは、それだけ視神経がもろくなるということ。つまり、お酒を飲みすぎると、将来緑内障になるリスクが高まります。

喫煙習慣も要注意。**たばこは血管を収縮させるため、目の血流をわるくし、眼圧を上げ、緑内障を招きかねません**。また、受動喫煙によりまわりの子どもの目の発育に悪影響が出るというデータも多数発表されています。

Q 完全まばたきをよく忘れます……効果は減りますか？

A 人間ですから、忘れても当然。効果は減りません

たとえ数日・数週間の空白があっても、気づいたときから再開すれば、それで十分です。

思い出した瞬間に「極深まばたき」をしっかり実践。その日のうちに、再び「完全まばたき」、余裕があれば「あいう・まばたき」……というようにまったくやらない時期を減らしていけば大丈夫ですよ。

Q 目にいい食べ物はありますか？

A 食事内容を気にするより「腹七分目」が大事

「ブルーベリーに含まれるアントシアニン」「魚の目玉」「ケールやブロッコリーに豊富なルテイン」……これらが目にいいとよく言われます。

とはいえ、これらの栄養素を、食事だけから継続的に、十分に摂るのは至難のワザ。摂った栄養が必ずしも目のために有効に使われるともかぎりません。

特殊な食材に気を配るより、むしろ**食べすぎないこと**を眼科医・抗加齢医学専門医としておすすめします。

過食は肥満や高血圧などの生活習慣病を招きます。血中に老廃物をたくさん出すので**血管も傷めやすい**です。

当然、全身を循環する血流は網膜にも通っています。つまり、**全身の血流と目の健康は深く関係しています**。

事実、食べすぎると血液が老廃物で汚れ、糖尿病網膜症など目の問題も起こりやすくなります。

昔から「腹八分目に医者いらず」と言われ、少食は健康によいとされてきました。最近の実験では、**腹七分目が健康長寿につながる遺伝子を活性化させる**ことが科学的にわかってきました。

だから「腹七分目」が目にもよいのです。

「腹八分目」と「腹七分目」の違いは、ズバリ主食の量。

「腹八分目」は「食事の総量を、各メニューまんべんなく、少しずつ減らす」感覚ですが、「腹七分目」はそこからさらにごはんやパン、麺類などの「主食を減らす」（いつもの3分の2程度）イメージです。器に盛りつける時点から、通常の3分の2程度に量を減らしておくとよいでしょう。

食生活の改善は、ゆるやかに始めましょう。

毎日、毎食、完璧な節制を追求していると、その反動でドカ食い、そしてリバウンドしてしまいかねません。

「1日に1回、腹七分目ができればよし」「1日に2回、できればよし」、徐々に「暴食は週に1回まで」というレベルにしていきましょう。

Q ドライアイです。一生目薬を差さないとダメですか？

A 無条件に「一生点眼」なんて言いません

ドライアイの症状の程度は、短期間でめまぐるしく変わります。精神的なストレスがあったり、目を使いすぎたりすると、症状が突然悪化したり。そうかと思えば、数週間後にはけろりと完治していたり。天候や季節によっても変動して、蒸し暑いと改善し、寒くて乾燥すると悪化します。

ですから、眼科医が定期的に診察し、ドライアイの有無などを診断するのが理想的です。**ドライアイと一度診断されただけで、「一生、目薬」と決まったわけではありません**。安心してください。

症状があるなら通院し、症状がおさまった後も（隠れドライアイの可能性もあるので）年に1〜2度は診てもらいましょう。

そして、完全まばたきを習慣化してみてください。目の表面がつねにうるおい整うため、ドライアイを根本的に解消できる可能性が高まります。

Q 「緑色のもの」を見るのは目にいいですか？

A 精神面には○。でも目への直接の効能は期待しないで

これはあくまで心理面での効果の話。残念ながら、**視力を回復してくれるわけではありません**。

おわりに

医師を40年、研究者を30年、大学の教員を20年続けてきた私ですが、**体のあらゆる問題については何歳からでも解決できる**、という考えをもっています。

たとえば、ドライアイを点眼薬の処方なしで「完全まばたき」だけで改善させた中高年の患者さんはたくさんいます。

70代女性がまばたきによって実用視力を上げることに成功した瞬間に立ち会ったこともあります。

適度な運動習慣により全身と目の健やかさを保っている、80代、90代の〝人生の先輩〟にもたくさん接してきました。

ですから私自身、「よく見える目」をあきらめたことはありません。

青年期から「強度近視」で、まわりから心配されたこともありましたが、大きなトラブルとは無縁で、年齢を重ねられています。

そんな経験もあって、すべての人に「目は何歳からでもよくなる」「視力はキープできる」と、一貫してお伝えしてきました。


とくに強調しておきたいのは、お子さんの目についてです。

何歳からでも視力は回復できるとはいうものの、「視力が固まる20歳くらいまでは、可能なかぎり、視力を高いところで保ってほしい」

そう願ってやみません。

子どもの目は感受性が高く、外からの刺激を受けやすいもの。

また、子どもの角膜や水晶体の透明度は非常に高いため、大人よりまぶしさに敏感です。


「日常的な照明からの刺激が、子どもたちの眼痛や頭痛、不眠、精神的な落ち込みなどの不調の要因になっている」

そんな指摘もあります。**「Light pollution」（光害）**という言葉が生まれ、警戒されているほどです。

今後は、デジタル化が一層進んで、ネット上の仮想空間で社会生活を送る「メタバース」が実用化される未来が予想されます。

誰もが、仮想空間のなかで、自分の分身となるキャラクターとして行動し、学んだり、遊んだり、働いたりして多くの時間を過ごすことに。ブルーライトを含むスクリーンを見つづける時間が長くなる懸念は非常に大きいものです。

その心身への影響は未知数。専門家として言わせてもらえば、視力の低下や斜視（片方の眼球が外側や内側に向く症状）になる危険性が心配されます。

より過酷な環境下で、いったいどうすれば目を守れるのか。

私は今後も研究を続けます。新しい事実を、さらに発見できるように努めます。

とはいえ、今を生きるみなさんにとって、医学の進歩以上に重要なことは、**希望を持って目の使い方を今、よりよくしていくことです**。

「長く・よく視る力」を維持するために、私たち一人ひとりが、自分の目を防衛することです。

目を守る習慣は、組み合わせ、掛け合わせることで、より高い効果を発揮します。

まずはできることから、自分が心地よいと感じられることから、目によい習慣を1つずつ、増やしていきましょう。

それこそが、視力防衛生活にほかなりません。

慶應義塾大学医学部眼科学教室 特任准教授
おおたけ眼科院長
綾木雅彦（あやき・まさひこ）

眼科専門医／医学博士
日本眼科学会専門医／日本抗加齢医学会専門医／日本医師会認定産業医
日本抗加齢医学会評議員／ブルーライト研究会世話人／睡眠健康指導士
アメリカ眼科アカデミー終身会員

１９８２年、慶應義塾大学医学部卒業。１９９４～１９９７年、ハーバード大学に留学（医学部研究フェロー）。

昭和大学医学部眼科准教授、国立病院機構埼玉病院眼科医長、国際医療福祉大学三田病院眼科准教授などを歴任。

慶應義塾大学眼科学教室の研究者として世界最先端の知見を深めながら、「患者さん第一主義」を貫き、地域に高度な医療を提供。後進の指導にあたるほか、日本抗加齢医学会評議員などの要職も数多く務める。

「ブルーライト研究の第一人者」としても知られ、とくに子ども世代の視力を守る啓蒙活動に力を入れている。シニア世代からの信頼も厚く、その悩みに伴走した経験を、学術論文（英語約１００、日本語約２００）に結実させている。最近は老眼とドライアイについての論文も多数執筆している。

視力防衛生活

2023年3月30日　初版発行
2023年9月10日　第4刷発行

著　者　綾木雅彦
発行人　黒川精一
発行所　株式会社サンマーク出版
〒169-0074 東京都新宿区北新宿2-21-1
電　話　03(5348)7800
印　刷・製　本　共同印刷株式会社

ISBN978-4-7631-4030-2 C2036
ホームページ　https://www.sunmark.co.jp